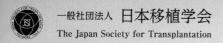
一般社団法人 日本移植学会
The Japan Society for Transplantation

成人臓器移植予防接種ガイドライン 2018年版

編集：日本移植学会 成人臓器移植予防接種ガイドライン策定委員会

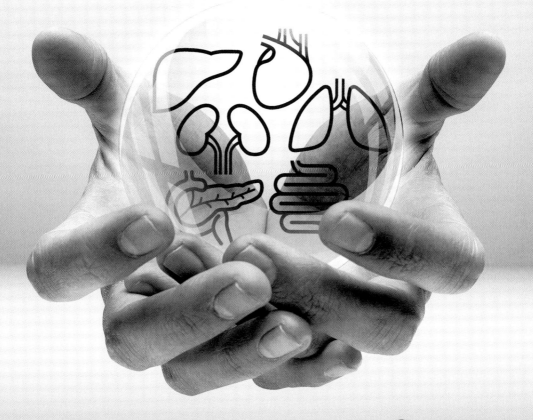

メディカルレビュー社

発刊に寄せて

　移植医療の成績向上を妨げる要因のひとつに感染症があり，かつ臓器移植後感染症の診断・治療はしばしば困難な場合がある。しかし，臓器移植後感染症のうち，ワクチン接種により防ぐことができる感染症がある。ワクチン接種は臓器移植患者を守ることのみならず，公衆衛生の観点から移植患者が感染症保有者となることを防ぐ意味もある。

　これまでわが国では，日本小児感染症学会監修による『小児の臓器移植および免疫不全状態における予防接種ガイドライン』が 2014 年に刊行されている。しかし，成人臓器移植における予防接種の体系的ガイドラインは存在しなかった。そこで，日本移植学会医療標準化(旧ガイドライン)委員会では，臓器移植関連の感染症分野に造詣が深い後藤憲彦先生(名古屋第二赤十字病院)に，策定委員長就任を依頼。後藤先生から依頼を受けた 4 名の方々に策定委員になっていただき，2016 年末から作業を開始していただいた。

　予防接種には，その特性からエビデンスレベルの高い論文がきわめて少ない。また，ガイドライン作成に必要なシステマティックレビューボードや外部評価委員も設置しなかった。ガイドライン作成としては不十分な体制ではあったが，策定委員に就任された 5 名の方々は，すでに他のガイドライン作成に寄与した経験があり，策定作業が予想以上に短時間で終了することができた。

　当初，「ガイドライン」とすべきか「ガイド」に留めるべきか判断に窮することもあった。しかし，将来エビデンスがさらに蓄積され，より充実したガイドラインが作成される基盤となるであろうことを期待し，「ガイドライン」として発刊するに至った。本ガイドラインが臓器移植医療者，患者・患者家族，その周囲の地域社会に貢献することを願って，発刊に寄せて，をここに記す。

佐藤 滋　記

一般社団法人日本移植学会
理事長　江川 裕人

一般社団法人日本移植学会医療標準化委員会
委員長　佐藤　滋

成人臓器移植予防接種ガイドライン 2018 年版

- ●発刊に寄せて ………………………………………………………………………… iii
- ●緒言 …………………………………………………………………………………… v
- ●成人臓器移植予防接種ガイドライン策定委員会 …………………………………… vii
- ●成人臓器移植予防接種ガイドライン 2018 年版略語一覧 ………………………… viii

第Ⅰ章　移植前のワクチン接種 …………………………………………………… 1
　　　　CQ1　固形臓器移植を予定している患者に対して不活化ワクチン接種は推奨される
　　　　　　　か？／2
　　　　CQ2　固形臓器移植を予定している患者に対して生ワクチン接種は推奨される
　　　　　　　か？／19

第Ⅱ章　移植後のワクチン接種 …………………………………………………… 23
　　　　CQ3　固形臓器移植患者に対して不活化ワクチン接種は推奨されるか？／24
　　　　CQ4　固形臓器移植患者に対して生ワクチン接種は推奨されるか？／32

第Ⅲ章　ワクチン接種の実際 ……………………………………………………… 39
　　　　A．不活化ワクチン／40
　　　　B．生ワクチン／45

第Ⅳ章　特殊な状況でのワクチン接種 …………………………………………… 51
　　　　A．妊娠希望または妊娠時／52
　　　　B．海外旅行を予定しているとき／56
　　　　C．非典型溶血性尿毒症症候群に対するエクリズマブ治療時／59
　　　　D．肝移植後の B 型肝炎ウイルス再活性化対策／62

第Ⅴ章　固形臓器移植患者の周囲に対する注意 ………………………………… 67

第Ⅵ章　予防接種の副反応と救済措置 …………………………………………… 73

第Ⅶ章　一般人口に対するワクチン接種の効果 ………………………………… 79

- ●索引 …………………………………………………………………………………… 87

緒　言

　免疫抑制薬の進歩による移植臓器の生着率向上により，感染症と悪性疾患が生存に大きく影響するようになった。細胞性免疫不全状態を主とした臓器移植後感染症を引き起こす病原体は非常に多い。免疫抑制薬により感染初期の発熱はマスクされること，コストが高い PCR 検査や侵襲性が高くなる組織診が免疫抑制療法下では必要とされること，移植術により臓器本来の解剖的位置に手が加わっているときは，感染の身体的所見が通常と異なる可能性があることなどから，臓器移植後感染症を早期診断することは難しい。治療についても，抗菌薬による臓器への副作用，免疫抑制薬との相互作用による濃度変動，臓器移植レシピエントに多い抗菌薬耐性などにより，抗菌薬の選択はしばしば複雑になる。これらの理由から，臓器移植後感染症では，薬剤やワクチンによる予防がより重要になる。

　ワクチン接種の最も重要な理由は，ワクチンにより防ぐことができる感染症から臓器移植患者を守ることであるが，同時に，臓器移植患者が感染症のリザーバーとなることを防ぐという公衆衛生上の観点からも重要である。免疫抑制状態では，健常人と比べて排菌量は多く，排菌期間は長い。

　自然感染もしくはワクチン接種によって得られた免疫能を移植前に評価することにより，必要な臓器移植候補者にワクチン接種をすることで，免疫能を獲得もしくは上昇させてから臓器移植をするのが理想的である。末期臓器不全になった原疾患や臓器移植前の免疫抑制療法の有無，移植後の拒絶反応の有無，移植された臓器による維持免疫療法の違いと移植からの期間など，獲得した免疫能は健常人に比べて早く低下または消失する。移植前の免疫能獲得もしくは上昇と同じくらい移植後の免疫能維持が重要であるにもかかわらず，厳格なフォローがなされている移植施設は少ない。

　成人臓器移植予防接種ガイドラインを作成するにあたり，エビデンスレベルによる記載が必要であったが，①臓器移植前後でのワクチン接種に関するランダム化比較試験はほとんどなく，大部分が観察研究である②症例数が比較的多い研究もあるが，観察研究で交絡調整を行っている研究は限定的で全体的なエビデンスとしては弱い③ワクチン接種による免疫学的効果に比べ，臨床的効果のデータは少ない④他のガイドライン〔KDIGO（Kidney Disease Improving Global Outcomes）や ACIP（Advisory Committee on Immunization Practices）など〕を参考にしている⑤ワクチンによって報告の数が大きく異なる。これら5つのことが大きな問題であった。それでも，第Ⅰ章の移植前ワクチン接種，第Ⅱ章の移植後ワクチン接種に関して，検索可能な膨大な論文からエビデンスレベル，推奨グレードを決定した。第Ⅲ章以降は，実際の臨床現場で遭遇する機会が多い重要な項目に関して，ステートメントとそれに続く解説を作成した。なお，各臓器移

植後は腎移植後を参考に，肝移植は一部追加した。

　他のガイドラインとは形成が異なり，各 CQ（Clinical Question）のステートメントに推奨グレードと参考文献から総合したエビデンスレベルを併記した。参考論文ごとのエビデンスレベルは記載していない。本ガイドラインにより臓器移植前後のワクチン接種が標準化され，移植後感染症の発症や重症化予防とともに生存率のさらなる向上を期待する。

　なお，エビデンスレベルと推奨グレードは以下のとおりである。

表1　エビデンスレベル

A（強）	効果の推定値に強く確信がある
B（中）	効果の推定値に中程度の確信がある
C（弱）	効果の推定値に対する確信は限定的である
D（とても弱い）	効果の推定値がほとんど確信できない

（文献 1 を一部改変）

表2　推奨の強さ

| 1（強い） | 「実施する」，または，「実施しない」ことを推奨する |
| 2（弱い） | 「実施する」，または，「実施しない」ことを提案する |

（文献 1 より引用）

　最後に，日本移植学会では COI 委員会を設置している。本ガイドラインの作成にかかわる各委員個人と企業間との利益相反は存在するが，本ガイドラインの内容は科学的根拠に基づくものであり，特定の営利・非営利団体や医薬品，医療用製品等との利害関係による影響を受けたものでない。

2018 年 9 月吉日

一般社団法人日本移植学会
成人臓器移植予防接種ガイドライン策定委員会
策定委員長　後藤 憲彦

文　献

1）福井次矢, 山口直人（監）. Minds 診療ガイドライン作成の手引き 2014. 東京：医学書院；2014.

成人臓器移植予防接種ガイドライン策定委員会

●日本移植学会理事長　　江川　裕人
　　　　　　　　　　　　（東京女子医科大学医学部消化器・一般外科）

●医療標準化委員会委員長　佐藤　滋
　　　　　　　　　　　　（秋田大学医学部附属病院腎疾患先端医療センター）

●策定委員長　　　　　　後藤　憲彦
　　　　　　　　　　　　（名古屋第二赤十字病院腎臓病総合医療センター移植内科）

●委員　　　　　　　　　伊藤　健太
　　　　　　　　　　　　（静岡県立総合病院腎臓内科）

　　　　　　　　　　　　上田　佳秀
　　　　　　　　　　　　（京都大学医学部消化器内科・臓器移植医療部）

　　　　　　　　　　　　亀井　宏一
　　　　　　　　　　　　（国立成育医療研究センター腎臓・リウマチ膠原病科）

　　　　　　　　　　　　長浜　正彦
　　　　　　　　　　　　（聖路加国際病院腎臓内科）

（五十音順）

成人臓器移植予防接種ガイドライン 2018 年版　略語一覧

日本語	英語	略語
急性冠症候群	acute coronary syndrome	ACS
副腎皮質刺激ホルモン	adrenocorticotropic hormone	ACTH
急性抗体関連型拒絶反応	acute antibody-mediated rejection	acute ABMR
非典型溶血性尿毒症症候群	atypical hemolytic uremic syndrome	aHUS
—	Complement Fixation	CF
慢性腎臓病	chronic kidney disease	CKD
慢性閉塞性肺疾患	chronic obstructive pulmonary disease	COPD
—	enzyme immunnoassay	EIA
A 型肝炎ウイルス	hepatitis A virus	HAV
抗 HBs 人免疫グロブリン	hepatitis B immune globulin	HBIG
B 型肝炎ウイルス	hepatitis B virus	HBV
—	Hemagglutination Inhibition	HI
インフルエンザ桿菌 b 型	*Haemophilus influenzae* type b	Hib
ヒトパピローマウイルス	human papillomavirus	HPV
ハザード比	hazard ratio	HR
—	Immune Adherence Hemagglutination	IAHA
侵襲性髄膜炎菌感染症	invasive meningococcal disease	IMD
侵襲性肺炎球菌感染症	invasive pneumococcal disease	IPD
罹患率比	incidence rate ratios	IRR
免疫グロブリンの静脈投与	intravenous immunoglobulin	IVIG
非ステロイド性抗炎症薬	non-steroidal antiinflammatory drugs	NSAIDs
—	Neutralization Test	NT
オッズ比	odds ratio	OR
—	Particle Agglutination	PA
原発性胆汁性肝硬変	primary biliary cirrhosis	PBC
13 価肺炎球菌結合型ワクチン	13-valent pneumococcal conjugate vaccine	PCV13
23 価肺炎球菌多糖型ワクチン	23-valent pneumococcal polysaccharide vaccine	PPV23
相対リスク	relative risks	RR
—	thrombotic microangiopathy	TMA
水痘・帯状疱疹高力価免疫グロブリン	varicella-zoster immunoglobulin	VZIG
水痘帯状疱疹ウイルス	varicella zoster virus	VZV
加重平均の差	weighted mean difference	WMD

第I章
移植前のワクチン接種

CQ1 固形臓器移植を予定している患者に対して不活化ワクチン接種は推奨されるか？

第Ⅰ章
移植前のワクチン接種

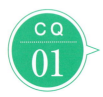

固形臓器移植を予定している患者に対して不活化ワクチン接種は推奨されるか？

ステートメント

▶ 固形臓器移植を予定している患者に対して，インフルエンザウイルス，B型肝炎ウイルス，肺炎球菌に対する不活化ワクチンの接種は推奨される。

推奨グレード ❶，エビデンスレベル ⓒ

▶ ヒトパピローマウイルスに対する不活化ワクチンの接種は推奨されるが，積極的推奨の差し控えが実施されている社会背景を理解し，副反応に関する十分な説明，患者の了承を必要とする。

推奨グレード ❶，エビデンスレベル ⓒ

解説

　固形臓器移植を予定している患者に移植前に不活化ワクチンを接種することで，移植後の予後を改善できるかどうか，また，血液検査で得られた血清学的な抗体価と各疾患の予防効果との関連性に関して結論付けられる十分なデータがない。しかし，一般人口や慢性臓器障害として慢性呼吸器疾患や慢性腎臓病（chronic kidney disease：CKD）をもつ患者を対象に行った研究結果において，不活化ワクチン接種が各疾患の予防や死亡率の減少につながることが示されている。また，臓器障害をもつ固形臓器移植を予定している患者では，一般的に感染症のリスクが増加する。そのため，固形臓器移植を予定している患者において推奨されるワクチンを確実に接種し，可能な限り感染症を予防すべきである[1]。以下に固形臓器移植を予定している患者に各不活化ワクチンを接種した場合の効果に関して述べる。また，各不活化ワクチンの具体的な接種方法に関しては第Ⅲ章（p.39）で，各不活化ワクチンの一般人口に対する効果に関しては第Ⅶ章（p.79）で解説する。

ウイルス

1. インフルエンザウイルス

　免疫学的効果に関して，CKD 患者を対象とした研究を中心に比較的多数の報告がある。それらの結果からは，透析患者を含む CKD 患者においては，健常人と比較してワクチン接種による免疫学的効果は同等から低下していると考えられる[2)-18)]。血液透析患者と腹膜透析患者を比較した場合，免疫原性は同等もしくは腹膜透析患者のほうが優れると報告されている[13)14)19)-21)]。また，慢性 B 型肝炎，慢性 C 型肝炎といった慢性肝疾患患者や心疾患患者では，健常人よりも反応が劣るとされる[22)-24)]。一方，1 型糖尿病患者では健常人と同等であると報告されている[25)]。

　臨床的効果に関しては慢性心疾患患者，慢性呼吸器疾患患者，CKD 患者を中心に比較的多数報告されており，各々の報告に関して表 1 に概要をまとめた。インフルエンザワクチンは，左室駆出率が 40% 以下に低下した New York Heart Association（NYHA）Ⅱ～Ⅳ の有症状の慢性心不全患者において，全死亡を減少〔ハザード比（hazard ratio：HR）0.81・95%CI 0.67-0.97〕し[26)]，65 歳以上の虚血性心疾患（ischemic heart disease：IHD）患者においては，インフルエンザシーズンの全死亡，インフルエンザシーズンの心血管疾患による入院，非インフルエンザシーズンの全死亡をそれぞれ，HR 0.42・95%CI 0.35-0.49，HR 0.84・95%CI 0.76-0.93，HR 0.78・95%CI 0.68-0.90 で減少させ[27)]，さらに 65 歳以上の慢性心疾患患者において，冬期死亡を 37% 減少（調整 HR 0.63・95%CI 0.44-0.91）でき，毎年 122 名にワクチン接種をすることで 1 名の死亡を防ぐことができると推定されている[28)]。慢性呼吸器疾患患者のなかで，慢性閉塞性肺疾患（chronic obstructive pulmonary disease：COPD）患者においては，インフルエンザワクチンの接種は，全急性増悪の頻度，ワクチン接種後 3～4 週後の後期急性増悪の頻度，インフルエンザに関連した呼吸器疾患の頻度を各々，加重平均の差（weighted mean difference：WMD -0.37・95%CI -0.64--0.11，WMD -0.39・95%CI -0.61- -0.18，オッズ比（odds ratio：OR）0.19・95%CI 0.07-0.48 で減少[29)]できる。さらに，55 歳以上の心血管疾患既往のない COPD 患者においては急性冠症候群（acute coronary syndrome：ACS）による入院を減少させ（調整 HR 0.46・95%CI 0.39-0.55），ワクチン接種回数が多いほどその効果も増大する[30)]こと，71～80 歳の高齢 COPD 患者では IHD の発症を減少できる（OR 0.746・95%CI 0.595-0.937）ことが報告されている[31)]。血液透析患者においてはインフルエンザワクチンを接種することで，入院，心疾患，肺炎とインフルエンザの罹患，ICU 入室，死亡を各々，HR 0.81・95%CI 0.72-0.90，調整 HR 0.85・95%CI 0.75-0.96，調整 HR 0.80・95%CI 0.64-0.96，調整 HR 0.20・95%CI 0.12-0.33，調整 HR 0.30・95%CI 0.26-0.35 で減少させた[32)]。また腹膜透析患者においては，全死亡を低下させ（調整 HR 0.66・95%CI 0.55-0.78），入院を減らす（調整 HR 0.85・95%CI 0.78-0.96）ことができ，さらに入院に関しては，敗血症による入院，心疾患による入院，ICU への入院をそれぞれ，調整 HR 0.79・95%CI 0.65-0.96，調整

[表1] 固形臓器移植を予定している患者に対するインフルエンザワクチン接種の臨床的効果

文献番号	筆頭著者、発表年	研究デザイン	対象患者	方法	結果
26	Vardeny O, 2016	プロスペクティブコホート研究	PARADIGM-HF研究で対象となったEFが40%以下に低下したうっ血性心不全患者8,399例のうち、研究組み入れ前12カ月以内にインフルエンザワクチン接種歴のあった1,769例と、接種歴のなかった6,630例。	フォロー期間の中央値27ヵ月間のなかでインフルエンザワクチン接種が全死亡、心血管死亡、全入院、心不全による入院、心血管疾患による入院、インフルエンザに関連した入院に影響があるかを検証。	インフルエンザワクチン接種は、propensity scoreでマッチさせた場合、全死亡を減少させた(HR 0.81・95%CI 0.67-0.97)。ただし、心血管死亡や心不全による入院、全入院、心肺疾患による入院、インフルエンザに関連した入院には有意差を認めなかった。EFの低下したうっ血性心不全患者においてインフルエンザワクチンは全死亡を減少させた。
27	Liu IF, 2012	レトロスペクティブコホート研究	台湾の国民健康保険の研究データベースを使用し、1997年1月~2002年9月に虚血性心疾患(IHD)(うっ血性心不全、心筋梗塞、血管形成術を受けた65歳以上の患者。5,048例。	フォロー期間4年間でインフルエンザワクチン接種が全死亡、心血管疾患による入院と関連があるかを検証。	インフルエンザワクチン接種は多因子で調整後、インフルエンザシーズンの全死亡、非インフルエンザシーズンの全死亡、インフルエンザシーズンの心血管疾患による入院をそれぞれ、HR 0.42・95%CI 0.35-0.49、HR 0.78・95%CI 0.68-0.90、HR 0.84・95%CI 0.76-0.93で減少させた。非インフルエンザシーズンの心血管疾患による入院に関してはインフルエンザシーズンの心血管疾患による入院に関しては有意差なしの結果であった。インフルエンザワクチンは高齢心血管疾患者において通年性に全死亡を減少させ、インフルエンザシーズンの心血管疾患の入院を減らす。
28	de Diego C, 2009	プロスペクティブコホート研究	スペイン在住で65歳以上の慢性心疾患(うっ血性心不全、冠動脈疾患)をもつ患者、1,340例。	2002年1月1日~2005年4月30日の期間につフォローし、インフルエンザワクチン接種が全死亡と関係するかを検証。	インフルエンザワクチン接種は予期死亡を37%減少させた(調整HR 0.63・95%CI 0.44-0.91)が、夏期の死亡に関しては有意差がなかった。推定では、毎年122のワクチン接種で1人の死亡を防ぐことができる。インフルエンザワクチンは高齢心疾患者において利益をもたらす。

(文献26~36より引用)

[表1] 固形臓器移植を予定している患者に対するインフルエンザワクチン接種の臨床的効果（つづき）

文献番号	筆頭著者、発表年	研究デザイン	対象患者	方法	結果
29	Poole PJ, 2006	メタアナリシス	COPD患者	COPD患者に対してインフルエンザワクチン接種を行った2010年3月までのランダム化比較試験を抽出し、COPDの急性増悪、入院、死亡、呼吸機能、副作用に関してメタアナリシスで解析。	組み入れた11件の研究のうち、6件がCOPD患者のみを対象としたものであった。インフルエンザワクチン接種は、プラセボと比較しCOPDの急性増悪の頻度を減少し（WMD -0.37・95%CI -0.64〜-0.11）。ワクチン接種3〜4週間後の後期急性増悪の頻度を減少（WMD -0.39・95%CI -0.61〜-0.18）、インフルエンザ関連の呼吸器疾患を減少（OR 0.19・95%CI 0.07-0.48）させた。ワクチン接種後早期の急性増悪、急性増悪回数、入院、死亡、呼吸器感染症には有意差を認めず、全身的な副反応の頻度には有意差を認めるが、限られた研究数ではあるが、COPD患者おいてインフルエンザワクチンはCOPDの急性増悪の頻度を減少させるようにみえる。
30	Sung LC, 2014	レトロスペクティブコホート研究	台湾の国民健康保険の研究データベースを使用し、2000年1月1日〜2007年12月31日に55歳以上でCOPDと診断され、心血管疾患（心筋梗塞、狭心症、脳卒中、心不全）の既往のない患者、7,722例。	2007年12月31日までフォローし、インフルエンザワクチン接種が初回の急性冠症候群（ACS）による入院と関連があるか検証。	インフルエンザワクチンを接種した患者ではACSによる入院が少なかった（調整HR 0.46・95%CI 0.39-0.55）。インフルエンザワクチン接種回数が2〜3回の場合は調整HR 0.48・95%CI 0.38-0.62、接種回数が4回の場合は調整HR 0.20・95%CI 0.14-0.28と、観察期間中のワクチン接種回数が多いほどACSによる入院が少ない傾向が認めた。高齢COPD患者にインフルエンザワクチンを接種することでACSの入院が減少することが示唆される。
31	Huang CL, 2013	レトロスペクティブコホート研究	台湾の国民健康保険の研究データベースを使用し、2000年にCOPD患者で直近3年はIHDと診断されていない患者、29,178例。	2008年までフォローし、インフルエンザワクチン接種がIHD発症と関連があるか検証。	8年間のフォローで、1,464例にIHDを発症した。高齢COPD患者（71〜80歳）にインフルエンザワクチン接種ではインフルエンザワクチンはIHDの減少効果を認めた（OR 0.746・95%CI 0.595-0.937）。COPD患者のなかで高齢者にのみインフルエンザワクチン接種でIHDが減少する可能性がある。

（文献26〜36より引用）

第Ⅰ章　移植前のワクチン接種

CQ1 　固形臓器移植を予定している患者に対して不活化ワクチン接種は推奨されるか？

[表1] 固形臓器移植を予定している患者に対するインフルエンザワクチン接種の臨床的効果（つづき）

文献番号	筆頭著者・発表年	研究デザイン	対象患者	方法	結果
32	Wang IK, 2013	レトロスペクティブコホート研究	1998~2009年の台湾の国民健康保険のデータベースから抽出した血液透析患者、4,018例（インフルエンザワクチン接種あり：831例、なし：3,187例）。肺炎球菌ワクチン接種歴のある患者は除外。	インフルエンザワクチン接種1年、もしくはアウトカムが起こるまで追跡し、もしくは保健から離脱までフォロー。インフルエンザワクチン接種後1年以内の入院、肺炎、インフルエンザ、敗血症による入院、呼吸不全、ICU入室、死亡に関連するか検証。	インフルエンザワクチン接種群のほうがベースラインの合併症が多かった。高齢者においてインフルエンザワクチン接種は入院率低下（HR 0.81・95%CI 0.72-0.90）と関連した。またインフルエンザワクチン接種は心疾患低下と関係（調整HR 0.85・95%CI 0.75-0.96）した。肺炎とインフルエンザの罹患に関しては調整HR 0.80・95%CI 0.64-0.96、ICU入室に関しては調整HR 0.20・95%CI 0.12-0.33、死亡に関しては調整HR 0.30・95%CI 0.26-0.35と、いずれも低下していた。血液透析患者におけるインフルエンザワクチン接種は肺炎とインフルエンザの罹患減少のほか、ICU入室、入院、死亡を減少させ、特にそれは高齢者で顕著であった。
33	Wang IK, 2016	プロスペクティブコホート研究	1998~2010年の台湾の国民健康保険の研究データベースから抽出した、3ヵ月以上腹膜透析を施行している患者、2,089例。血液透析歴、腎移植歴、肺炎球菌ワクチン接種歴がある場合は除外。	インフルエンザワクチン接種1年、もしくはアウトカムが起こるまで追跡し、もしくは離脱、もしくは2011年末までフォロー。インフルエンザワクチン接種が、呼吸不全、インフルエンザによる入院、敗血症、ICU入室、肺炎やインフルエンザ、脳卒中、腹膜炎、死亡に関連するか検証。	腹膜透析患者でインフルエンザワクチン接種ありの2,089例と、propensity scoreでマッチさせたインフルエンザワクチンなしの2,089例を比較。ワクチン接種があるほうが入院率が低く（68.5% vs. 80.2%、調整HR 0.85・95%CI 0.78-0.96）、入院のなかでは敗血症の入院が低く（調整HR 0.79・95%CI 0.65-0.96）、心疾患の入院が低く（調整HR 0.74・95%CI 0.63-0.89）、ICUへの入院が低かった（調整HR 0.85・95%CI 0.73-0.99）。また、腹膜炎の発症、全死亡もそれぞれ、調整HR 0.84・95%CI 0.73-0.97、調整HR 0.66・95%CI 0.55-0.78）と低かった。複数年ワクチンを接種していると死亡の調整HR 0.28・95%CI 0.22-0.35と、より一層効果が高かった。インフルエンザワクチンを腹膜透析患者に接種することで、疾病の罹患や死亡に関して有意な減少を認めた。

（文献26〜36より引用）

[表1] 固形臓器移植を予定している患者に対するインフルエンザワクチン接種の臨床的効果（つづき）

文献番号	筆頭著者、発表年	研究デザイン	対象患者	方法	結果
34	Chen CI, 2016	レトロスペクティブコホート研究	1999年1月1日～2007年12月31日の台湾の国民健康保険の研究データベースを使用し、CKDと診断された55歳以上の患者、4,406例（2,206例がインフルエンザワクチン接種あり、2,200例がワクチン接種なし）。過去に心血管疾患（ACS、狭心症、脳卒中、心不全）と診断された前にCKDと診断される前にインフルエンザワクチン接種をした患者を除外。	2008年末までフォローし、インフルエンザワクチン接種がACSと関連するかを検証。	過去に心血管疾患既往のないCKD患者はACSによる入院が少なかった（調整HR 0.35・95%CI 0.30-0.42）。ワクチン接種回数で比較すると、1回接種の場合（調整HR 0.62・95%CI 0.52-0.81）、2～3回接種の場合（調整HR 0.35・95%CI 0.28-0.45）、4回接種の場合（調整HR 0.13・95%CI 0.09-0.19）の結果で、ワクチン接種回数が増える程どACSによる初回の入院は減少する傾向であった。ACSによる入院を抑制するのはインフルエンザシーズンに限らなかった。CKD患者に毎年インフルエンザワクチン接種を行うべきである。
35	Song JY, 2007	プロスペクティブコホート研究	肝硬変患者、265例（うち175例はインフルエンザワクチン接種あり、90例は接種なし）。	2004年10月に対象患者をリクルートし、2005年5月までフォローし、3価インフルエンザワクチン接種がインフルエンザ様症状の発症に関連するか検証。	ワクチン非接種者はワクチン接種者と比較し、インフルエンザ様症状、培養陽性インフルエンザが多い傾向であった（OR 0.548・95%CI 0.287-1.045）。インフルエンザはワクチン接種者で少なかった（OR 0.24・95%CI 0.07-0.82）。インフルエンザ関連合併症として肝臓の非代償はワクチン非接種者で多かった（p＝0.018）。肝硬変患者においてインフルエンザワクチンはインフルエンザ関連合併症を減少する。
36	Vamos EP, 2016	レトロスペクティブコホート研究	英国にあるClinical Practice Research Datalinkから2003年4月～2009年10月の18歳以上の2型糖尿病患者、124,503例。	インフルエンザワクチン接種の有無に関してはprimary care recordから抽出し、インフルエンザワクチン接種が急性心筋梗塞、脳卒中、心不全、肺炎、インフルエンザによる入院、死亡と関連するか検証。	ワクチン接種は脳卒中による入院、心不全による入院、肺炎やインフルエンザによる入院をそれぞれ、IRR 0.70・95%CI 0.53-0.91, IRR 0.78・95%CI 0.65-0.92, IRR 0.85・95%CI 0.74-0.99で減少した。全死亡もIRR 0.76・95%CI 0.65-0.83で減少した。インフルエンザシーズンの急性心筋梗塞に関しては有意差が無かった（IRR 0.81・95%CI 0.62-1.04）。2型糖尿病患者においてインフルエンザワクチンは心血管疾患による入院率減少につながる。

（文献26～36より引用）

| CQ1 | 固形臓器移植を予定している患者に対して不活化ワクチン接種は推奨されるか？ |

HR 0.74・95％CI 0.63-0.89，調整 HR 0.85・95％CI 0.73-0.99 で減少した[33]。透析導入前の心疾患の既往のない 55 歳以上の CKD 患者においては，インフルエンザワクチン接種により，ACS による入院が減少し（調整 HR 0.35・95％CI 0.30-0.42），それはワクチン接種回数が増えるほど減少し，インフルエンザシーズンに限らずその効果を認めたと報告されている[34]。肝硬変患者においては，インフルエンザワクチン接種により，検査で確定したインフルエンザを減少でき（OR 0.24・95％CI 0.07-0.82），肝臓の非代償性障害も少なかった[35]。1 型糖尿病患者においては，インフルエンザワクチンの臨床的効果をみた報告は見当たらないが，2 型糖尿病患者においては，脳卒中による入院，心不全による入院，肺炎やインフルエンザによる入院，全死亡を各々，罹患率比（incidence rate ratios：IRR）0.70・95％CI 0.53-0.91，IRR 0.78・95％CI 0.65-0.92，IRR 0.85・95％CI 0.74-0.99，IRR 0.76・95％CI 0.65-0.83 で減少した[36]。

　成人の固形臓器移植を予定している患者においては，1 型糖尿病患者を除き，健常人と比較し免疫原性は劣るものの，インフルエンザ自体の発症のほか，死亡や心血管疾患の減少など臨床的な効果が期待できる。固形臓器移植前のワクチン接種により移植後の予後を改善可能かどうか参考となる研究結果が存在しないが，第Ⅶ章に示すような一般成人におけるワクチン接種後の臨床的効果を考慮しても，インフルエンザワクチン接種が推奨される。また，インフルエンザワクチンと肺炎球菌ワクチンは両者接種することによる相乗効果が期待できるが，それについては後述，肺炎球菌の項で述べる。

2．B 型肝炎ウイルス

　免疫学的効果に関して，CKD 患者を対象とした研究を中心に非常に多数報告されている。一般的には CKD 患者では透析導入前，かつ CKD の早期ステージであるほどワクチン接種による免疫原性が高い[37][38]。B 型肝炎ウイルス（hepatitis B virus：HBV）ワクチン接種により，血液透析患者，慢性肝疾患・肝硬変患者，心移植待機者，肺移植待機者，1 型糖尿病患者においてそれぞれ，67〜86％[39]，16〜89％[40]-[47]，45％[48]，54〜62％[49][50]，69〜95％[51][52]が免疫原性を獲得できる。ただし，日本では 1 回のワクチン接種量が組換え HBs 抗原蛋白質量として 10 μg であり，国外で使用される接種量よりも低いことが多いため，上記結果と比較し免疫原性は低い可能性がある。

　臨床的効果に関して，血液透析患者に対する HBV ワクチンの効果を検討した研究が 1 件報告されている。それによれば，HBV ワクチン接種により血液透析患者の HBV 感染症を 70％減少できる可能性が示唆されている[53]。一方，固形臓器移植前のワクチン接種により移植後の HBV 関連疾患を減少可能かどうか参考となる研究結果が存在しない。

　HBV キャリアドナーからの腎移植に関して，HBs 抗原陽性ドナーはレシピエントが HBs 抗体陽性であっても一般的に推奨されないが，海外では抗 HBs 人免疫グロブリン（hepatitis B

immune globulin：HBIG）や抗ウイルス薬の投与下で行われることもある。また HBs 抗原陰性だ
が，HBc 抗体陽性で，HBV-DNA が陰性のドナーの場合は，レシピエントに対して HBIG など
の予防措置は不要である[54]。ドナーが HBs 抗原陰性・HBc 抗体陽性である場合の肝移植の方法
に関しては，第Ⅳ章（p.51）で解説する。

　成人の固形臓器移植を予定している患者において，健常人と比較しワクチン接種による抗体獲
得率は劣ると考えられるが，第Ⅶ章に示すような一般成人におけるワクチン接種後の臨床的効果
や，移植後に接種するよりも，移植前に接種を行ったほうが抗体獲得率に優れることを考慮し，
固形臓器移植を予定している患者において HBV ワクチン接種が推奨される。

3. ヒトパピローマウイルス

　現時点で，固形臓器移植を予定している成人患者を対象として，ヒトパピローマウイルス
（human papillomavirus：HPV）ワクチンを接種することによる免疫学的効果を検討した研究結果
が存在しない。

　また，臨床的効果に関しても，ワクチン接種により移植前後の HPV 関連疾患の発生を抑制可
能かどうか参考となる研究結果が存在しない。

　日本においては，2013 年 4 月 1 日に HPV ワクチンが定期接種化されたが，接種後に接種部位
以外の広範囲な慢性疼痛や運動障害，記憶など認知機能の異常などの多様な症状が認められ，同
年 6 月 14 日に積極的推奨の差し控えが実施されている。ただし，末期腎不全患者は健常人と比
較し 2.4 倍 HPV 関連発癌の発生が多く[55]，HPV に感染した腎移植レシピエントは，子宮頸癌の
リスクは 14 倍，外陰癌のリスクは 100 倍程度まで，肛門癌のリスクは 50 倍程度まで上昇するこ
とが知られている[56]。

　成人の固形臓器移植を予定している患者に限った研究結果は見当たらないが，HPV 感染がも
つ臨床的なインパクトは大きく，第Ⅶ章に示すような一般人口におけるワクチン接種後の臨床的
効果，固形臓器移植を予定している患者が HPV に感染した場合の移植前後の発癌リスクを考慮
し，固形臓器移植を予定している患者において HPV ワクチン接種が推奨される。ただし，ワク
チンを接種する際には前述の社会背景を理解し，副反応に関する十分な説明，患者の了承を必要
とする。

細　菌

1. 肺炎球菌

　免疫学的効果に関して，CKD 患者，慢性呼吸器疾患患者を対象とした研究を中心に比較的多

CQ1　固形臓器移植を予定している患者に対して不活化ワクチン接種は推奨されるか？

数の報告がある。CKD 患者は健常人と比較し接種後 4 週目に抗体を獲得できる割合が低く，接種 6〜12ヵ月後の抗体価の減衰も早い傾向がある[57)-61)]。COPD などの慢性呼吸器疾患患者では，高齢者であってもワクチン接種後に十分な抗体の獲得，維持ができることが報告されている[62)63)]。肝疾患患者のなかで，生検で診断が付いたアルコール性肝硬変患者においては健常人と比較しワクチン接種 12 週後の免疫原性は同等と報告されている[64)]が，末期肝不全の肝移植待機者においては，健常人と比較し抗体の減衰が早いことが報告されている[65)]。1 型糖尿病患者においては，多糖体ワクチンに対する反応は正常であったと報告されている[66)]。

　臨床的効果に関して，固形臓器移植待機中に肺炎球菌ワクチンを接種することで移植後の肺炎球菌関連疾患を減少可能かどうか，参考となる研究結果が存在しない。しかし，慢性呼吸器疾患患者の報告を中心に，慢性臓器障害患者に対して肺炎球菌ワクチンを接種した際の臨床的な効果に関して検討した研究が比較的多く報告されており，それら各々の報告と，後述するインフルエンザワクチンと肺炎球菌ワクチンを併用することによる臨床的効果の報告に関して，表 2 に概要をまとめた。COPD 患者における肺炎球菌ワクチンの効果に関して，コクランレビューによるメタアナリシスによれば肺炎，COPD 急性増悪，ワクチン接種後 48ヵ月後までの全死亡，心血管死亡はいずれにおいても予防効果を証明することはできず，今後大きなランダム化比較試験が必要と結論付けられている[67)]。また気管支拡張症の小児，成人においては，感染性の呼吸器疾患の増悪頻度を減少でき（OR 0.48・95%CI 0.26-0.88），2 年以上の経過では治療必要数は 6・95%CI 4-32 であると報告されている[68)]。血液透析患者においては，肺炎球菌ワクチン接種により，全死亡，心血管死亡をそれぞれ，HR 0.94・95%CI 0.90-0.98，HR 0.91・95%CI 0.85-0.97 で減少でき，感染症による死亡には有意な減少効果は認めなかったものの，菌血症・ウイルス血症・敗血症による複合的な要素による入院は，HR 0.95・95%CI 0.91-1.00 の結果で予防効果を認めたと報告されている[69)]。

　肺炎球菌ワクチンとインフルエンザワクチンは各々一方のみ接種するよりも，両者接種することで予防効果が相乗的に高まることが 5 個の研究結果で示されている。慢性肺疾患患者において，両者接種することでインフルエンザワクチン単独の場合と比較し，呼吸器系感染症や入院回数をさらに減少でき[70)]，感染症による呼吸器疾患の急性増悪の頻度も減少[71)]，また，肺炎による入院や死亡を減少[72)]できると報告されている。また，血液透析患者を対象とした研究においては，全死亡に対し，インフルエンザワクチン単独では OR 0.71・95%CI 0.65-0.77，肺炎球菌ワクチン単独では OR 0.76・95%CI 0.70-0.82，両者接種では OR 0.61・95%CI 0.55-0.68 と，両者接種することによる相乗的な効果[73)]が報告されている。さらに，別の血液透析患者を対象とした研究においても，全死亡をアウトカムとして，肺炎球菌ワクチン単独では，HR 0.94・95%CI 0.90-0.98 であったが，肺炎球菌ワクチンとインフルエンザワクチンを両者接種することで HR 0.73・95%CI 0.68-0.78 とさらなる効果が得られたと報告されている[69)]。

　成人の固形臓器移植領域に限った研究結果は非常に乏しいが，第Ⅶ章に示すような一般人口に

[表2] 固形臓器移植を予定している患者に対する肺炎球菌ワクチン接種、インフルエンザワクチン接種と肺炎球菌ワクチン両者接種における臨床的効果

文献番号	筆頭著者・発表年	研究デザイン	対象患者	方法	結果
67	Walters JA, 2010	メタアナリシス	COPD患者	COPD患者に対して肺炎球菌ワクチン接種を行った2010年3月までのランダム化比較試験を抽出し、肺炎、COPDの急性増悪、入院、副作用、機能障害、呼吸機能、死亡率、費用対効果に関してメタアナリシスで解析。	6件の研究、1,372例を対象。肺炎球菌ワクチンは、肺炎をOR 0.72・95%CI 0.51-1.01、COPD急性増悪をOR 0.58・95%CI 0.30-1.13、ワクチン接種48カ月後までの全死亡を0.94・95%CI 0.67-1.33、心肺疾患による死亡を1.07・95%CI 0.69-1.66、といずれも統計学的に有意に減少させる結果ではなかった。肺炎球菌ワクチンはCOPD患者に対して効果を示すかもしれないが、今回はそれを示すことはできなかった。
68	Chang CC, 2009	メタアナリシス	気管支拡張症患者	気管支拡張症患者に対して肺炎球菌ワクチン接種を行った2008年12月までのランダム化比較試験を抽出し、急性増悪の重症度や頻度、呼吸機能の減少に関してメタアナリシスで解析。	定めたクライテリアに該当する研究を認めなかった。気管支拡張症のほかに呼吸器疾患を含んだ167例の成人慢性肺疾患を対象としたランダム化比較試験において、肺炎球菌ワクチン接種は感染性の呼吸器系増悪を減少(OR 0.48・95%CI 0.26-0.88)し、2年以上経過するとNNT 6・95%CI 4-32であった。肺炎の発症や呼吸機能減少については有意差がなかった。
69	Gilbertson DT, 2011	プロスペクティブコホート研究	2003年11月1日以前に、18歳以上で90日以上血液透析を施行し、2005年10月31日まで生存している患者。またその期間に肺炎球菌ワクチン接種±インフルエンザワクチン接種を行った患者。118,533例。	2005年11月1日～2006年5月1日の期間にフォローし、肺炎球菌ワクチン、肺炎球菌ワクチン＋インフルエンザワクチン接種が全死亡、全入院、菌血症による入院、菌血/ウイルス血症/敗血症による入院、呼吸器系感染症に関連するか検証。	2003年10月31日～2005年10月1日の間に21%が肺炎球菌ワクチンを接種。肺炎球菌ワクチンのある血液透析患者においては、全死亡に対するHR 0.94・95%CI 0.90-0.98、心血管死亡に対するHR 0.91・95%CI 0.85-0.97と統計学的に死亡を改善した。感染症死はHR 0.87・95%CI 0.74-1.02で統計学的に有意ではなく、菌血症/ウイルス血症/敗血症による入院に関してはHR 0.95・95%CI 0.91-1.00、肺炎球菌ワクチンとインフルエンザワクチン両者接種では、死亡のHR 0.73・95%CI 0.68-0.78であった。インフルエンザワクチンを接種している割合も高かった。肺炎球菌ワクチンは、影響は小さいが有意に死亡を改善した。肺炎球菌ワクチンとインフルエンザワクチンは両者接種することで相乗効果があるかもしれない。

(文献67～73より引用)

CQ1　固形臓器移植を予定している患者に対して不活化ワクチン接種は推奨されるか？

[表2] 固形臓器移植を予定している患者に対する肺炎球菌ワクチン接種、インフルエンザワクチン接種と肺炎球菌ワクチン両者接種における臨床的効果（つづき）

文献番号	筆頭著者、発表年	研究デザイン	対象患者	方法	結果
70	Sumitani M, 2008	レトロスペクティブコホート研究	慢性呼吸器疾患をもつ日本人患者で、毎年インフルエンザワクチンを接種し、2002年10月〜2003年1月に23価肺炎球菌多糖型ワクチン(PPV23)接種を行った、105例。	肺炎球菌ワクチン接種を行う2年間と後2年間に、細菌症による入院、入院期間に影響が出たかカルテを遡り検証。	肺炎球菌ワクチン接種後は呼吸器系感染症の回数減少(3.16 vs. 1.95、$p = 0.0004$)、入院回数の減少(0.79 vs. 0.43、$p = 0.001$)が認められた。インフルエンザワクチンに追加して肺炎球菌ワクチンを接種することで、慢性呼吸器疾患をもつ日本人患者において、細菌性呼吸器感染症を予防することにつながった。
71	Furumoto A, 2008	オープンラベルランダム化比較試験	慢性肺疾患をもつ患者で、PPV23+インフルエンザワクチン接種87例と、インフルエンザワクチン接種単独例80例。	2年間フォローし、初回の肺炎発症までの期間、初回急性増悪までの期間を検証。	肺炎の発症、肺炎球菌感染症による急性増悪はそれぞれ、$p = 0.284$、$p = 0.106$で、PPV23接種の有無で統計学的な有意差がなかった。感染症全体による急性増悪はPPV23を併用した患者で少なかった($p = 0.022$)が死亡は同等($p = 0.870$)であった。COPD患者だけに限ると感染症による急性増悪はPPV23群で減少した($p = 0.041$)が、肺炎の発症は統計学的な有意差がなかった($p = 0.543$)、非感染性の急性増悪($p = 0.426$)はインフルエンザワクチンに追加して接種することによる感染症以外の急性増悪減少の効果を示さなかった。PPV23をインフルエンザワクチンに追加して接種することによる感染症やその他の感染症以外の急性増悪については減少しなかった。
72	Nichol KL, 1999	レトロスペクティブコホート研究	1993年10月1日時点で65歳以上で、リクルート前12ヵ月以内に慢性肺疾患と診断された患者、1,898例。	1988年以降に肺炎球菌ワクチン接種歴の有無、1993〜1996年の毎年のインフルエンザワクチン接種の有無が、1993〜1996年の肺炎による入院、インフルエンザ、死亡に影響するかどうか検証。	3年のインフルエンザ時期において、インフルエンザワクチン接種がある場合は、肺炎での入院を52%・95%CI 18-72、死亡を70%・95%CI 57-89減少させた。肺炎球菌ワクチン単独では、肺炎の入院を27%・95%CI 13-52、死亡を34%・95%CI 6-54、減少させた。インフルエンザワクチンと肺炎球菌ワクチン両者接種では、肺炎による入院を63%・95%CI 29-80、死亡を81%・95%CI 68-88減少させた。両者接種では単独接種と比較して高い効果が認められた。
73	Bond TC, 2012	レトロスペクティブコホート研究	2005年12月31日の時点で1年以上透析を行っている患者、36,966例。	インフルエンザワクチン、肺炎球菌ワクチンの接種の有無が2005〜2006年のインフルエンザシーズン内の全死亡に影響するか検証。	6,309例(17.1%)が死亡した。インフルエンザワクチン接種者の死亡は、OR 0.71・95%CI 0.65-0.77、肺炎球菌ワクチン接種者の死亡はOR 0.76・95%CI 0.70-0.82、両者接種者の死亡はOR 0.61・95%CI 0.55-0.68の結果で、インフルエンザワクチン単独、肺炎球菌ワクチン単独、両者接種でより低下した。透析患者において、インフルエンザワクチンと肺炎球菌ワクチンの接種は生存率改善に貢献する。

（文献67〜73より引用）

おけるワクチン接種後の臨床的効果や，インフルエンザワクチン接種との相乗効果なども考慮し，固形臓器移植を予定している患者において肺炎球菌ワクチン接種が推奨される。

その他（日本脳炎，破傷風，ジフテリア，百日咳，インフルエンザ桿菌b型）

　これらは上述したインフルエンザウイルス，HBV，HPV，肺炎球菌ワクチンと比較し優先度は劣るが，状況に応じて接種を考慮してもよいと考えられる。

1. 日本脳炎

　現時点で，固形臓器移植を予定している患者に対し日本脳炎ワクチンを接種することによる，免疫学的効果を検討した研究結果が存在しない。

　臨床的効果に関して，ワクチン接種により移植前後の日本脳炎の発生を抑制可能かどうか参考となる研究結果が存在しない。

2. 破傷風

　免疫学的効果に関して，固形臓器移植を予定している患者を対象として破傷風トキソイドワクチンの免疫学的効果を検討した研究が6件報告され，報告の多くはCKD患者を対象とした報告である。血液透析患者を含むCKD患者において，破傷風トキソイドワクチンを3回接種後6〜12ヵ月後に免疫原性を維持できている割合は38〜76％であった[74)-77)]。維持できなかった症例は皆，ワクチン未接種者か20年以上ワクチンの再接種を行っていなかった症例であった[76)]。小児期に破傷風ワクチン接種を済ませた血液透析患者において，破傷風トキソイドワクチンを1回接種すると1ヵ月後には33％，6ヵ月後には25％で防御抗体が得られた[78)]。また慢性肝疾患として原発性胆汁性肝硬変（primary biliary cirrhosis：PBC）患者を対象とした報告では，ワクチン接種歴のないPBC患者を対象に2回接種した結果，1回目の接種では年齢，性別をマッチさせたコントロールと同等の反応，2回目の接種での反応はIgMの反応がPBC患者のほうが高かったという結果であった[79)]。また，移植後の抗体保持に関して1件報告があり，腎移植前に破傷風の抗体が検出できていた末期腎不全患者のうち，23％の患者で腎移植後1年後には抗体が検出できなくなったと報告されている[80)]。

　臨床的効果に関して，ワクチン接種により移植前後の破傷風の発生を抑制可能かどうか参考となる研究結果が存在しない。また，破傷風に対する抗体価が十分陽性であることが確認されていた腎移植レシピエントにおいて，破傷風を発症した症例が報告されている[81)]。

3. ジフテリア

免疫学的効果に関して，固形臓器移植を予定している患者を対象としてジフテリアワクチンの免疫学的効果を検討した研究が3件報告され，いずれも血液透析患者を対象とした報告であった。ジフテリアワクチン1回接種後，1ヵ月後では44〜50%[82]，12ヵ月後では41〜43%[82)83]，3回接種後3〜6ヵ月後では33〜41%[74)82)83]で免疫原性を獲得できたと報告されている。

臨床的効果に関して，ワクチン接種により移植前後のジフテリアの発生を抑制可能かどうか参考となる研究結果が存在しない。

4. 百日咳

現時点で，固形臓器移植を予定している患者に対し百日咳ワクチンを接種することによる，免疫学的効果を検討した研究結果が存在しない。

臨床的効果に関して，ワクチン接種により移植前後の百日咳の発生を抑制可能かどうか参考となる研究結果が存在しない。

5. インフルエンザ桿菌 b 型

免疫学的効果に関して，血液透析患者を対象としてインフルエンザ桿菌 b 型（*Haemophilus influenzae* type b：Hib）ワクチンの免疫学的効果を検討した研究が1件報告されている。34例の血液透析患者（年齢中央値65歳）に小児 Hib 結合型ワクチンを1回接種し免疫原性を評価した結果，健常人と同程度の免疫原性を獲得でき，接種後1年の時点で90%程度の症例でその免疫原性を維持できたと報告されている[84]。

臨床的効果に関して，ワクチン接種により固形臓器移植前後の Hib 関連感染症を減少可能かどうか参考となる研究結果が存在しない。

┃ 文　献

1) Danziger-Isakov L, Kumar D：AST Infectious Diseases Community of Practice. Vaccination in solid organ transplantation. Am J Transplant. 2013；13 Suppl 4：311-7.

2) Mastalerz-Migas A, Bujnowska-Fedak M, Brydak LB. Immune efficacy of first and repeat trivalent influenza vaccine in healthy subjects and hemodialysis patients. Adv Exp Med Biol. 2015；836：47-54.

3) Esposito S, Mastrolia MV, Ghio L, et al. Influenza immunization in hemodialyzed or kidney transplanted adolescents and young adults. Expert Rev Vaccines. 2014；13：1059-66.

4) Watcharananan SP, Thakkinstian A, Srichunrasmee C, et al. Comparison of the immunogenicity of a monovalent

influenza A/H1N1 2009 vaccine between healthy individuals, patients with chronic renal failure, and immunocompromised populations. Transplant Proc. 2014 ; 46 : 328-31.

5) Chang YT, Guo CY, Tsai MS, et al. Poor immune response to a standard single dose non-adjuvanted vaccination against 2009 pandemic H1N1 influenza virus A in the adult and elder hemodialysis patients. Vaccine. 2012 ; 30 : 5009-18.

6) Lertdumrongluk P, Changsirikulchai S, Limkunakul C, et al. Safety and immunogenicity of a 2009 influenza A（H1N1）vaccine in hemodialysis patients. Vaccine. 2012 ; 30 : 1108-14.

7) Broeders NE, Hombrouck A, Lemy A, et al. Influenza A/H1N1 vaccine in patients treated by kidney transplant or dialysis : a cohort study. Clin J Am Soc Nephrol. 2011 ; 6 : 2573-8.

8) Crespo M, Collado S, Mir M, et al. Efficacy of influenza A H1N1/2009 vaccine in hemodialysis and kidney transplant patients. Clin J Am Soc Nephrol. 2011 ; 6 : 2208-14.

9) Labriola L, Hombrouck A, Maréchal C, et al. Immunogenicity of an adjuvanted 2009 pandemic influenza A（H1N1）vaccine in haemodialysed patients. Nephrol Dial Transplant. 2011 ; 26 : 1424-8.

10) Scharpé J, Peetermans WE, Vanwalleghem J, et al. Immunogenicity of a standard trivalent influenza vaccine in patients on long-term hemodialysis : an open-label trial. Am J Kidney Dis. 2009 ; 54 : 77-85.

11) Song JY, Cheong HJ, Ha SH, et al. Active influenza immunization in hemodialysis patients : comparison between single-dose and booster vaccination. Am J Nephrol. 2006 ; 26 : 206-11.

12) Vogtländer NP, Brown A, Valentijn RM, et al. Impaired response rates, but satisfying protection rates to influenza vaccination in dialysis patients. Vaccine. 2004 ; 22 : 2199-201.

13) Cavdar C, Sayan M, Sifil A, et al. The comparison of antibody response to influenza vaccination in continuous ambulatory peritoneal dialysis, hemodialysis and renal transplantation patients. Scand J Urol Nephrol. 2003 ; 37 : 71-6.

14) Beyer WE, Versluis DJ, Kramer P, et al. Trivalent influenza vaccine in patients on haemodialysis : impaired seroresponse with differences for A-H3N2 and A-H1N1 vaccine components. Vaccine. 1987 ; 5 : 43-8.

15) Nikoskelainen J, Väänänen P, Forsström J, et al. Influenza vaccination in patients with chronic renal failure. Scand J Infect Dis. 1982 ; 14 : 245-51.

16) Kaji M, Takao K, Minami H, et al. Influenza vaccination in hemodialysis patients. Kurume Med J. 1981 ; 28 : 159-64.

17) Ortbals DW, Marks ES, Liebhaber H. Influenza immunization in patients with chronic renal disease. JAMA. 1978 ; 239 : 2562-5.

18) Jordan MC, Rousseau WE, Tegtmeier GE, et al. Immunogenicity of inactivated influenza virus vaccine in chronic renal failure. Ann Intern Med. 1973 ; 79 : 790-4.

19) Azak A, Huddam B, Kocak G, et al. Antibody response after single H1N1 influenza vaccine in chronic dialysis patients. Ther Apher Dial. 2013 ; 17 : 55-9.

20) Quintana LF, Serra N, De Molina-Llauradó P, et al. Influence of renal replacement therapy on immune response after one and two doses of the A（H1N1）pdm09 vaccine. Influenza Other Respir Viruses. 2013 ; 7 : 809-14.

21) Antonen JA, Hannula PM, Pyhälä R, et al. Adequate seroresponse to influenza vaccination in dialysis patients. Nephron. 2000 ; 86 : 56-61.

22) Gaeta GB, Stornaiuolo G, Precone DF, et al. Immunogenicity and safety of an adjuvanted influenza vaccine in patients with decompensated cirrhosis. Vaccine. 2002 ; 20 : B33-5.

23) Albrecht CM, Sweitzer NK, Johnson MR, et al. Lack of persistence of influenza vaccine antibody titers in patients with heart failure. J Card Fail. 2014 ; 20 : 105-9.

24) Vardeny O, Sweitzer NK, Detry MA, et al. Decreased immune responses to influenza vaccination in patients with heart failure. J Card Fail. 2009 ; 15 : 368-73.

25) Pozzilli P, Gale EA, Visalli N, et al. The immune response to influenza vaccination in diabetic patients.

CQ1　固形臓器移植を予定している患者に対して不活化ワクチン接種は推奨されるか？

Diabetologia. 1986；29：850-4.

26) Vardeny O, Claggett B, Udell JA, et al. Influenza Vaccination in Patients With Chronic Heart Failure：The PARADIGM-HF Trial. JACC Heart Fail. 2016；4：152-8.

27) Liu IF, Huang CC, Chan WL, et al. Effects of annual influenza vaccination on mortality and hospitalization in elderly patients with ischemic heart disease：a nationwide population-based study. Prev Med. 2012；54：431-3.

28) de Diego C, Vila-Córcoles A, Ochoa O, et al. Effects of annual influenza vaccination on winter mortality in elderly people with chronic heart disease. Eur Heart J. 2009；30：209-16.

29) Poole PJ, Chacko E, Wood-Baker RW, et al. Influenza vaccine for patients with chronic obstructive pulmonary disease. Cochrane Database Syst Rev. 2006；1：CD002733.

30) Sung LC, Chen CI, Fang YA, et al. Influenza vaccination reduces hospitalization for acute coronary syndrome in elderly patients with chronic obstructive pulmonary disease：a population-based cohort study. Vaccine. 2014；32：3843-9.

31) Huang CL, Nguyen PA, Kuo PL, et al. Influenza vaccination and reduction in risk of ischemic heart disease among chronic obstructive pulmonary elderly. Comput Methods Programs Biomed. 2013；111：507-11.

32) Wang IK, Lin CL, Lin PC, et al. Effectiveness of influenza vaccination in patients with end-stage renal disease receiving hemodialysis：a population-based study. PLoS One. 2013；8：e58317.

33) Wang IK, Lin CL, Lin PC, et al. Seasonal influenza vaccination is associated with reduced morbidity and mortality in peritoneal dialysis patients. Nephrol Dial Transplant. 2016；31：269-74.

34) Chen CI, Kao PF, Wu MY, et al. Influenza Vaccination is Associated with Lower Risk of Acute Coronary Syndrome in Elderly Patients with Chronic Kidney Disease. Medicine (Baltimore). 2016；95：e2588.

35) Song JY, Cheong HJ, Ha SH, et al. Clinical impact of influenza immunization in patients with liver cirrhosis. J Clin Virol. 2007；39：159-63.

36) Vamos EP, Pape UJ, Curcin V, et al. Effectiveness of the influenza vaccine in preventing admission to hospital and death in people with type 2 diabetes. CMAJ. 2016；188：E342-51.

37) Mast EE, Weinbaum CM, Fiore AE, et al. A comprehensive immunization strategy to eliminate transmission of hepatitis B virus infection in the United States：recommendations of the Advisory Committee on Immunization Practices (ACIP) Part II：immunization of adults. MMWR Recomm Rep. 2006；55 (RR-16)：1-33；quiz CE1-4.

38) DaRoza G, Loewen A, Djurdjev O, et al. Stage of chronic kidney disease predicts seroconversion after hepatitis B immunization：earlier is better. Am J Kidney Dis. 2003；42：1184-92.

39) Advisory Committee on Immunization Practices (ACIP). Guidelines for Vaccinating Dialysis Patients and Patients with Chronic Kidney Disease. https://www.cdc.gov/vaccines/pubs/downloads/dialysis-guide-2012.pdf

40) Gutierrez Domingo I, Pascasio Acevedo JM, Alcalde Vargas A, et al. Response to vaccination against hepatitis B virus with a schedule of four 40-μg doses in cirrhotic patients evaluated for liver transplantation：factors associated with a response. Transplant Proc. 2012；44：1499-501.

41) Bonazzi PR, Bacchella T, Freitas AC, et al. Double-dose hepatitis B vaccination in cirrhotic patients on a liver transplant waiting list. Braz J Infect Dis. 2008；12：306-9.

42) Mattos AA, Gomes EB, Tovo CV, et al. Hepatitis B vaccine efficacy in patients with chronic liver disease by hepatitis C virus. Arq Gastroenterol. 2004；41：180-4.

43) Villeneuve E, Vincelette J, Villeneuve JP. Ineffectiveness of hepatitis B vaccination in cirrhotic patients waiting for liver transplantation. Can J Gastroenterol. 2000；14 Suppl B：59B-62B.

44) Domínguez M, Bárcena R, García M, et al. Vaccination against hepatitis B virus in cirrhotic patients on liver transplant waiting list. Liver Transpl. 2000；6：440-2.

45) Horlander JC, Boyle N, Manam R, et al. Vaccination against hepatitis B in patients with chronic liver disease awaiting liver transplantation. Am J Med Sci. 1999；318：304-7.

46) Lee SD, Chan CY, Yu MI, et al. Hepatitis B vaccination in patients with chronic hepatitis C. J Med Virol. 1999；

59：463-8.

47）Chalasani N, Smallwood G, Halcomb J, et al. Is vaccination against hepatitis B infection indicated in patients waiting for or after orthotopic liver transplantation? Liver Transpl Surg. 1998；4：128-32.

48）Foster WQ, Murphy A, Vega DJ, et al. Hepatitis B vaccination in heart transplant candidates. J Heart Lung Transplant. 2006；25：106-9.

49）Wald A, Deterding L, Maier M, et al. Hepatitis B Vaccination in End-Stage Pulmonary Disease Patients Evaluated for Lung Transplantation：A Retrospective Single-Center Evaluation. Ann Transplant. 2016；21：368-72.

50）Galar A, Engelson BA, Kubiak DW, et al. Serologic response to hepatitis B vaccination among lung transplantation candidates. Transplantation. 2014；98：676-9.

51）Marseglia GL, Scaramuzza A, d'Annunzio G, et al. Successful immune response to a recombinant hepatitis B vaccine in young patients with insulin-dependent diabetes mellitus. Diabet Med. 1996；13：630-3.

52）Bouter KP, Diepersloot RJ, Wismans PJ, et al. Humoral immune response to a yeast-derived hepatitis B vaccine in patients with type 1 diabetes mellitus. Diabet Med. 1992；9：66-9.

53）Miller ER, Alter MJ, Tokars JI. Protective effect of hepatitis B vaccine in chronic hemodialysis patients. Am J Kidney Dis. 1999；33：356-60.

54）Levitsky J, Doucette K；AST Infectious Diseases Community of Practice. Viral hepatitis in solid organ transplantation. Am J Transplant. 2013；13 Suppl 4：147-68.

55）Skov Dalgaard L, Fassel U, Østergaard LJ, et al. Risk of human papillomavirus-related cancers among kidney transplant recipients and patients receiving chronic dialysis—an observational cohort study. BMC Nephrol. 2013；14：137.

56）Kotton CN. Immunization after kidney transplantation-what is necessary and what is safe? Nat Rev Nephrol. 2014；10：555-62.

57）Mahmoodi M, Aghamohammadi A, Rezaei N, et al. Antibody response to pneumococcal capsular polysaccharide vaccination in patients with chronic kidney disease. Eur Cytokine Netw. 2009；20：69-74.

58）Fuchshuber A, Kühnemund O, Keuth B, et al. Pneumococcal vaccine in children and young adults with chronic renal disease. Nephrol Dial Transplant. 1996；11：468-73.

59）Rytel MW, Dailey MP, Schiffman G, et al. Pneumococcal vaccine immunization of patients with renal impairment. Proc Soc Exp Biol Med. 1986；182：468-73.

60）Nikoskelainen J, Koskela M, Forsström J, et al. Persistence of antibodies to pneumococcal vaccine in patients with chronic renal failure. Kidney Int. 1985；28：672-7.

61）Simberkoff MS, Schiffman G, Katz LA, et al. Pneumococcal capsular polysaccharide vaccination in adult chronic hemodialysis patients. J Lab Clin Med. 1980；96：363-70.

62）Ohshima N, Nagai H, Matsui H, et al. Sustained functional serotype-specific antibody after primary and secondary vaccinations with a pneumococcal polysaccharide vaccine in elderly patients with chronic lung disease. Vaccine. 2014；32：1181-6.

63）Lai CC, Lee LN, Yu CJ, et al. Antibody responses to pneumococcal polysaccharide vaccine in Taiwanese patients with chronic obstructive pulmonary disease. J Formos Med Assoc. 2007；106：196-203.

64）Pirovino M, Lydick E, Grob PJ, et al. Pneumococcal vaccination：the response of patients with alcoholic liver cirrhosis. Hepatology. 1984；4：946-9.

65）McCashland TM, Preheim LC, Gentry MJ. Pneumococcal vaccine response in cirrhosis and liver transplantation. J Infect Dis. 2000；181：757-60.

66）Eibl N, Spatz M, Fischer GF, et al. Impaired primary immune response in type-1 diabetes：results from a controlled vaccination study. Clin Immunol. 2002；103：249-59.

67）Walters JA, Smith S, Poole P, et al. Injectable vaccines for preventing pneumococcal infection in patients with chronic obstructive pulmonary disease. Cochrane Database Syst Rev. 2010；11：CD001390.

CQ1 固形臓器移植を予定している患者に対して不活化ワクチン接種は推奨されるか？

68）Chang CC, Singleton RJ, Morris PS, et al. Pneumococcal vaccines for children and adults with bronchiectasis. Cochrane Database Syst Rev. 2009；2：CD006316.

69）Gilbertson DT, Guo H, Arneson TJ, et al. The association of pneumococcal vaccination with hospitalization and mortality in hemodialysis patients. Nephrol Dial Transplant. 2011；26：2934-9.

70）Sumitani M, Tochino Y, Kamimori T, et al. Additive inoculation of influenza vaccine and 23-valent pneumococcal polysaccharide vaccine to prevent lower respiratory tract infections in chronic respiratory disease patients. Intern Med. 2008；47：1189-97.

71）Furumoto A, Ohkusa Y, Chen M, et al. Additive effect of pneumococcal vaccine and influenza vaccine on acute exacerbation in patients with chronic lung disease. Vaccine. 2008；26：4284-9.

72）Nichol KL. The additive benefits of influenza and pneumococcal vaccinations during influenza seasons among elderly persons with chronic lung disease. Vaccine. 1999；17 Suppl 1：S91-3.

73）Bond TC, Spaulding AC, Krisher J, et al. Mortality of dialysis patients according to influenza and pneumococcal vaccination status. Am J Kidney Dis. 2012；60：959-65.

74）Krüger S, Seyfarth M, Sack K, et al. Defective immune response to tetanus toxoid in hemodialysis patients and its association with diphtheria vaccination. Vaccine. 1999；17：1145-50.

75）Girndt M, Pietsch M, Köhler H. Tetanus immunization and its association to hepatitis B vaccination in patients with chronic renal failure. Am J Kidney Dis. 1995；26：454-60.

76）Guerin A, Buisson Y, Nutini MT, et al. Response to vaccination against tetanus in chronic haemodialysed patients. Nephrol Dial Transplant. 1992；7：323-6.

77）Krüger S, Müller-Steinhardt M, Kirchner H, et al. A 5-year follow-up on antibody response after diphtheria and tetanus vaccination in hemodialysis patients. Am J Kidney Dis. 2001；38：1264-70.

78）Fallahzadeh MK, Sajjadi S, Singh N, et al. Effect of levamisole supplementation on tetanus vaccination response rates in haemodialysis patients：a randomized double-blind placebo-controlled trial. Nephrology（Carlton）. 2014；19：27-31.

79）Watmough D, French MA, Triger DR. Antibody responses to tetanus toxoid in patients with primary biliary cirrhosis. J Clin Pathol. 1987；40：683-6.

80）Broeders EN, Wissing KM, Ghisdal L, et al. Large decrease of anti-tetanus anatoxin and anti-pneumococcal antibodies at one year after renal transplantation. Clin Nephrol. 2013；79：313-7.

81）de La Chapelle A, Lavabre O, Pinsard M, et al. Tetanus in a renal transplant recipient exhibiting the presence of circulating antitetanus antibodies determined by ELISA. Biomed Pharmacother. 2002；56：208-10.

82）Kreft B, Klouche M, Kreft R, et al. Low efficiency of active immunization against diphtheria in chronic hemodialysis patients. Kidney Int. 1997；52：212-6.

83）Kreft B, Fischer A, Krüger S, et al. The impaired immune response to diphtheria vaccination in elderly chronic hemodialysis patients is related to zinc deficiency. Biogerontology. 2000；1：61-6.

84）Hawdon N, Nix EB, Tsang RS, et al. Immune response to Haemophilus influenzae type b vaccination in patients with chronic renal failure. Clin Vaccine Immunol. 2012；19：967-9.

第Ⅰ章
移植前のワクチン接種

CQ 02 固形臓器移植を予定している患者に対して生ワクチン接種は推奨されるか？

ステートメント

▶ 固形臓器移植を予定している生ワクチン接種対象患者において，麻疹，風疹，おたふくかぜ，水痘の生ワクチン接種は推奨される。

推奨グレード ❶，エビデンスレベル Ⓓ

解　説

　固形臓器移植を予定している患者に移植前に生ワクチンを接種することで，移植前，移植後の予後を改善できるかどうか，また，血液検査で得られた血清学的な抗体価と各疾患の予防効果との関連性に関して，結論付けられる十分なデータがない。しかし，移植と関係しない集団を対象に行った研究結果において，生ワクチンを接種することによる各疾患の予防効果が示されている。また，臓器障害をもつ固形臓器移植を予定している患者では，一般的に感染症のリスクが増加する。そのため，固形臓器移植を予定している患者において推奨されるワクチンを確実に接種し，可能な限り感染症を予防すべきである[1]。以下に固形臓器移植を予定している患者に各生ワクチンを接種した場合の効果に関して述べる。また，各生ワクチンの具体的な接種方法に関しては第Ⅲ章（p.39）で，各生ワクチンの一般小児に対する効果に関しては第Ⅶ章（p.79）で解説する。

麻　疹

　免疫学的効果に関して，固形臓器移植前の患者として，成人血液透析患者を対象として免疫学的効果を検討した研究が1件報告されている。それによると，アルゼンチンの麻疹抗体陰性の血液透析患者に対し麻疹ワクチンを接種後，86％で基準の抗体価を獲得できたが，ワクチン接種3年後には35％でしか維持できていなかったと報告され，末期腎不全では麻疹の獲得抗体や，そ

> **CQ2 固形臓器移植を予定している患者に対して生ワクチン接種は推奨されるか？**

の保持能力が減弱している可能性が示唆されている[2]。

これらを踏まえると，麻疹ワクチンによる抗体獲得率は一般人口よりも低く，日本国内で固形臓器移植（特に腎移植）を予定している成人患者において，麻疹ワクチンの接種対象者は第Ⅲ章で述べる5%よりもさらに多いことが予想される。

一方，臨床的効果に関して，ワクチン接種により移植前後で麻疹の発生を抑制可能かどうか参考となる研究結果が存在しない。

成人の固形臓器移植領域に限った研究結果は非常に乏しいが，第Ⅶ章に示すような一般小児におけるワクチン接種後の免疫学的効果，臨床的効果を考慮し，固形臓器移植前の接種対象者において，麻疹ワクチン接種が推奨される。

風疹，流行性耳下腺炎

現時点で固形臓器移植を予定している患者に対し風疹ワクチン，おたふくかぜワクチンを接種することによる免疫学的効果を検討した研究結果が存在しない。

また，臨床的効果に関して，ワクチン接種により移植前後の風疹や流行性耳下腺炎の発生を抑制可能かどうか参考となる研究結果が存在しない。

成人の固形臓器移植領域に限った研究結果は見当たらないが，第Ⅶ章に示すような一般小児におけるワクチン接種後の免疫学的効果，臨床的効果を考慮し，固形臓器移植前の接種対象者において，風疹ワクチン，おたふくかぜワクチンの接種が推奨される。

水 痘

免疫学的効果に関して，成人腎移植待機者に対して水痘ワクチンを接種した場合の抗体獲得率は，1回接種で71%[3]，2回接種で64〜94%[3-5]であり一般人口と比較して低いことが報告されている。

臨床的効果に関して，一般人口においては水痘ワクチンを1回接種することにより水痘の発症を70〜90%程度，中等症から重症の水痘を85%以上，重症の水痘に限れば100%予防できる[6][7]。一方，成人固形臓器移植レシピエントにおいては，水痘ワクチン接種により，水痘や重篤な播種性水痘帯状疱疹ウイルス（varicella zoster virus：VZV）感染症を予防できたとする直接的な研究結果は見当たらない。しかし，間接的ではあるが，①水痘の発症は小児で多いが，死亡は成人で多く死亡例の約80%が成人である[8]こと，②VZVの再活性化のリスクは一般人口の10〜100倍高く[9]，水痘を含む播種性VZV感染症は腎移植後0.25〜0.44%で発症し[10-12]，死亡率は22%とまだ高いこと[12]，③成人の腎移植レシピエントに播種性VZV感染症を発症すると合併症として，播種性血管内凝固症候群，肝炎，肺臓炎，髄膜炎／脳炎／脊髄炎をそれぞれ47%，45%，29%，

20

11％で併発し[12]，特に初感染である水痘のほうが再活性化による播種性VZV感染症よりも重篤な経過を辿りやすい[12][13]こと，④腎移植レシピエントの報告では，移植後の水痘，特に重篤な水痘の発症は，VZVの曝露後に水痘帯状疱疹ウイルス抗体やアシクロビルの投与による予防や治療を行っても完全に抑制できない[14][15]一方，小児腎移植レシピエントの報告ではあるが，移植前にワクチンを接種することによりそれらを減少できる可能性がある[16][17]こと，が示されている。上記を踏まえ，VZVへの曝露後，疾患発症後の対応を強化することよりも，移植前の水痘ワクチン接種により，初感染である水痘の発症を予防することの重要性が強調され，移植前に接種が推奨されている。

　さらに，2016年3月1日から，わが国において水痘ワクチンが50歳以上を対象に帯状疱疹の予防を目的として適応拡大された。現時点では，移植前に水痘ワクチンを接種することにより，移植後の帯状疱疹や帯状疱疹後神経痛の発症を予防できるかどうか，直接有効性を評価した研究結果は見当たらない。しかし，間接的ではあるが，①固形臓器移植レシピエントの帯状疱疹発症リスクは一般人口の2～5倍高く[18]，発生率は腎移植で約2～9％[10][11][18][19]，肝移植で約5～12％[18]-[20]，肺移植で約12～15％[19][21]，心移植で約16～17％[18][19][22]とされ，特に心移植レシピエントでリスクが高いこと，②固形臓器移植レシピエントは帯状疱疹後神経痛を合併する頻度が20～40％と高い[19]-[21]ことが示されている。また，固形臓器移植前に帯状疱疹の既往がある場合，移植後の帯状疱疹の発症例を認めなかったとする報告があり[19]，ワクチンの有効性を期待させるものである。わが国では2014年10月1日より1～2歳児を対象に水痘ワクチンの定期接種が開始され，その結果小児科定点の報告症例数および入院例全数ともに減少している[23][24]。しかし一方で，VZVに対する免疫のブースター効果を得る機会が減少することにつながるため，今後帯状疱疹患者数が増加する懸念がある。

　上記のように報告の多くは腎移植に関係したものであるが，免疫学的効果に関しては一般健常人よりも低い。また，臨床的効果に関しては，ワクチン接種により移植後の水痘，播種性VZV感染症，帯状疱疹，帯状疱疹後神経痛の発症を抑制可能かどうか，直接利用できる研究結果は存在しない。しかし，水痘ワクチンは安全性が高く，接種における禁忌がなければ，これらに対する予防効果が期待できると考えられるため，固形臓器移植前の水痘ワクチン接種が推奨される。

文　献

1) Danziger-Isakov L, Kumar D：AST Infectious Diseases Community of Practice. Vaccination in solid organ transplantation. Am J Transplant. 2013；13 Suppl 4：311-7.

2) Simon M, Baumeister E, Campos AM, et al. Measles susceptibility in haemodialysis patients in Argentina. Nephrol Dial Transplant. 2004；19：514.

3) Crespo JF, Górriz JL, Avila A, et al. Prevalence of past varicella zoster virus infection in candidates for kidney transplantation：vaccination in seronegative patients. Transplant Proc. 2002；34：77.

CQ2　固形臓器移植を予定している患者に対して生ワクチン接種は推奨されるか？

4) Geel AL, Landman TS, Kal JA, et al. Varicella zoster virus serostatus before and after kidney transplantation, and vaccination of adult kidney transplant candidates. Transplant Proc. 2006；38：3418-9.

5) Geel A, Zuidema W, van Gelder T, et al. Successful vaccination against varicella zoster virus prior to kidney transplantation. Transplant Proc. 2005；37：952-3.

6) Marin M, Güris D, Chaves SS, et al；Advisory Committee on Immuization Practices, Centers for-Disease Control and Prevention（CDC）. Prevention of varicella：recommendations of the Advisory Committee on Immunization Practices（ACIP）. MMWR Recomm Rep. 2007；56：1-40.

7) Seward JF, Marin M, Vázquez M. Varicella vaccine effectiveness in the US vaccination program：a review. J Infect Dis. 2008；197 Supple 2：S82-9.

8) Nguyen HQ, Jumaan AO, Seward JF. Decline in mortality due to varicella after implementation of varicella vaccination in the United States. N Engl J Med. 2005；352：450-8.

9) Miller GG, Dummer JS. Herpes simplex and varicella zoster viruses：forgotten but not gone. Am J Transplant. 2007；7：741-7.

10) Kırnap M, Akdur A, Ayvazoğlu Soy HE, et al. Prevalence and outcome of herpes zoster infection in renal transplant recipients. Exp Clin Transplant. 2015；13 Suppl：280-3.

11) Mustapic Z, Basic-Jukic N, Kes P, et al. Varicella zoster infection in renal transplant recipients：prevalence, complications and outcome. Kidney Blood Press Res. 2011；34：382-6.

12) Fehr T, Bossart W, Wahl C, et al. Disseminated varicella infection in adult renal allograft recipients：four cases and a review of the literature. Transplantation. 2002；73：608-11.

13) Rodriguez-Moreno A, Sanchez-Fructuoso AI, Calvo N, et al. Varicella infection in adult renal allograft recipients：experience at one center. Transplant Proc. 2006；38：2416-8.

14) Lynfield R, Herrin JT, Rubin RH. Varicella in pediatric renal transplant recipients. Pediatrics. 1992；90：216-20.

15) Robertson S, Newbigging K, Carman W, et al；Scottish Renal Registry. Fulminating varicella despite prophylactic immune globulin and intravenous acyclovir in a renal transplant recipient：should renal patients be vaccinated against VZV before transplantation? Clin Transplant. 2006；20：136-8.

16) Broyer M, Tete MJ, Guest G, et al. Varicella and zoster in children after kidney transplantation：long-term results of vaccination. Pediatrics. 1997；99：35-9.

17) Webb NJ, Fitzpatrick MM, Hughes DA, et al. Immunisation against varicella in end stage and pre-end stage renal failure. Trans-Pennine Paediatric Nephrology Study Group. Arch Dis Child. 2000；82：141-3.

18) Pergam SA, Forsberg CW, Boeckh MJ, et al. Herpes zoster incidence in a multicenter cohort of solid organ transplant recipients. Transpl Infect Dis. 2011；13：15-23.

19) Gourishankar S, McDermid JC, Jhangri GS, et al. Herpes zoster infection following solid organ transplantation：incidence, risk factors and outcomes in the current immunosuppressive era. Am J Transplant. 2004；4：108-15.

20) Herrero JI, Quiroga J, Sangro B, et al. Herpes zoster after liver transplantation：incidence, risk factors, and complications. Liver Transpl. 2004；10：1140-3.

21) Manuel O, Kumar D, Singer LG, et al. Incidence and clinical characteristics of herpes zoster after lung transplantation. J Heart Lung Transplant. 2008；27：11-6.

22) Koo S, Gagne LS, Lee P, et al. Incidence and risk factors for herpes zoster following heart transplantation. Transpl Infect Dis. 2014；16：17-25.

23) 国立感染症研究所．水痘入院例全数報告の開始と水痘ワクチン定期接種化による効果～感染症発生動向調査より～．IASR. 2015；36：143-5.

24) 国立感染症研究所．水痘ワクチン定期接種化後の水痘発生動向の変化～感染症発生動向調査より・第2報～. IASR. 2016；37：116-8.

第 II 章
移植後のワクチン接種

CQ3 固形臓器移植患者に対して不活化ワクチン接種は推奨されるか？

第Ⅱ章
移植後のワクチン接種

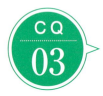

固形臓器移植患者に対して
不活化ワクチン接種は推奨されるか？

ステートメント

> ▶ 固形臓器移植患者に対して，インフルエンザウイルス，B型肝炎ウイルス，肺炎球菌に対する不活化ワクチンの接種は推奨される。
>
> 推奨グレード ❶，エビデンスレベル Ⓒ
>
> ▶ ヒトパピローマウイルスに対する不活化ワクチンの接種は推奨されるが，積極的推奨の差し控えが実施されている社会背景を理解し，副反応に関する十分な説明，患者の了承を必要とする。
>
> 推奨グレード ❶，エビデンスレベル Ⓒ

解　説

　固形臓器移植患者に不活化ワクチンを接種することで，予後を改善できるかどうか，また，血液検査で得られた血清学的な抗体価と各疾患の予防効果との関連性に関して，結論付けられる十分なデータがない。しかし，移植と関係しない集団を対象に行った研究結果において，不活化ワクチンを接種することによる各疾患の予防や死亡率を減少させる効果が示されている。また，現時点で不活化ワクチン接種とその後の拒絶反応誘発との関連性に関して，因果関係は証明されていない。固形臓器移植患者は，免疫抑制薬を服用しており感染症のリスクが増加する。そのため，固形臓器移植患者は，推奨されるワクチンを確実に接種し，可能な限り感染症を予防すべきである[1]。以下に固形臓器移植患者に各不活化ワクチンを接種した場合の効果，リツキシマブが与えるワクチン接種の効果に対する影響，不活化ワクチン接種と拒絶反応との関連に関して述べる。また，各不活化ワクチンの具体的な接種方法に関しては第Ⅲ章(p.39)で，各不活化ワクチンの一般人口に対する効果に関しては第Ⅶ章(p.79)で解説する。

ウイルス

1. インフルエンザウイルス

　免疫学的効果に関して，腎移植レシピエントを対象とした研究を中心に比較的多数の報告がある。そのなかで，1980～2011年に発表された36件の固形臓器移植レシピエントに対する3価（H1N1，H3N2，B）インフルエンザワクチンの免疫原性に関する研究結果をまとめたシステマティックレビューによれば（ただし6研究は対象が小児），固形臓器移植レシピエントは健常人と比較し10～16%程度免疫原性が低いという結果であった[2]。一部には固形臓器移植レシピエントのほうが健常人よりも免疫原性が高いという報告を認めたが，大半の研究結果が健常人と比較して免疫原性が低いという結果であった[2]。また，免疫原性を高めるためにインフルエンザワクチンをブースターとして2回接種する方法も研究されているが，固形臓器移植レシピエントを対象とした研究において，結論はさまざまであり確定的な結論が得られていない[3)-9]。

　一方，臨床的効果に関しては4件報告されている。1件目は心移植レシピエントを対象としたもので，インフルエンザワクチン接種がインフルエンザ様症状発症の減少につながることが報告されている[10]。ワクチン接種がない場合，6ヵ月の経過観察期間において63%の患者がインフルエンザ症状を呈したが，アジュバントのないインフルエンザワクチン接種でインフルエンザ症状の発生頻度を29%までに抑えることができた[10]。2件目はUSRDSレジストリー内の18歳以上の腎移植レシピエントを対象としたもので，移植後1年以内にインフルエンザワクチンを接種することで，平均3.2±1.9年のフォローアップ期間において，移植後の移植腎喪失や死亡をそれぞれ，調整ハザード比（hazard ratio：HR）0.77・95%CI 0.69-0.85，調整HR 0.82・95%CI 0.76-0.89へ減少できることが報告された[11]。3件目はインフルエンザと確定された16歳以上の固形臓器レシピエントを対象としたもので，季節性インフルエンザワクチン接種は，死亡や集中治療室への入室，肺炎の重症化には影響を与えなかったものの，肺炎の合併頻度を減少〔相対リスク（relative risks：RR）0.3・95%CI 0.1-0.9〕できる可能性が示唆された[12]。4件目ではH1N1インフルエンザの移植ユニットでのアウトブレイクの最中の報告で，移植後間もない固形臓器移植レシピエントが3価インフルエンザワクチン接種をすることで，インフルエンザの発症，発症後の死亡を減少できる可能性が報告され，ワクチン接種がない場合，インフルエンザの罹患はオッズ比（odds ratio：OR）37.5・95%CI 2.7-507.5，死亡はOR 6.7・95%CI 2.3-18.9で高かったことが示されている[13]。

　上記のように，固形臓器移植レシピエントにおいては，健常人と比較し免疫原性は劣るものの，インフルエンザ自体の発症のほか，移植腎喪失や死亡，肺炎の減少などが期待でき，第Ⅶ章に示すような一般成人におけるワクチン接種後の臨床的効果を考慮しても，インフルエンザワクチン接種が推奨される。

> **CQ3　固形臓器移植患者に対して不活化ワクチン接種は推奨されるか？**

2.　B型肝炎ウイルス

　免疫学的効果に関して，固形臓器移植レシピエントに関する研究は，主に肝移植レシピエントを対象に少数報告されている。そのなかで，固形臓器移植レシピエントに対する 1992〜2001 年までに発表された 7 件の B 型肝炎ウイルス(hepatitis B virus：HBV)ワクチンの免疫原性に関する研究結果をまとめたシステマティックレビューによれば(ただし 3 研究は対象が小児)，成人移植レシピエントの抗体獲得率は 6.7〜36％と小児肝移植レシピエントが 63.6〜100％であることよりも劣っていた。ただし，健常人と比較した研究結果は認めない[2]。

　臨床的効果に関して，ワクチン接種により固形臓器移植レシピエントの HBV 関連疾患を減少可能かどうか参考となる研究結果が存在しない。

　成人の固形臓器移植患者において抗体獲得率は劣ることが推定されるが，第Ⅶ章に示すような一般成人におけるワクチン接種後の臨床的効果を考慮し，固形臓器移植患者において HBV ワクチン接種が推奨される。

3.　ヒトパピローマウイルス

　免疫学的効果に関して，固形臓器移植患者を対象として 4 価(HPV-6，11，16，18)ヒトパピローマウイルス(human papillomavirus：HPV)ワクチンの免疫学的効果を検討した研究が 1 件報告されている。それによると，47 例の固形臓器移植レシピエント(64％が腎移植，66％が女性)において，HPV-6，11，16，18 に対してそれぞれ，63.2％，68.4％，63.2％，52.5％で抗体を獲得，47.4％の症例で 4 ジェノタイプすべてに抗体を獲得できた。また，抗体獲得低下に関係する因子は，移植後早期であること，肺移植レシピエントであること，タクロリムス濃度が高いことであった，と報告されている[14]。

　一方，臨床的効果に関してワクチン接種により移植後の HPV 関連疾患の発生を抑制可能かどうか参考となる研究結果が存在しない。

　日本においては，2013 年 4 月 1 日に定期接種化されたが，接種後に接種部位以外の広範囲な慢性疼痛や運動障害，記憶など認知機能の異常などの多様な症状が認められ，同年 6 月 14 日に積極的推奨の差し控えが実施されている。ただし，HPV に感染した腎移植レシピエントは，子宮頸癌のリスクは 14 倍，外陰癌のリスクは 100 倍程度まで，肛門癌のリスクは 50 倍程度まで上昇することが知られており[15]，HPV 感染がもつ臨床的なインパクトは大きい。

　成人の固形臓器移植患者に限った研究結果は非常に乏しいが，第Ⅶ章に示すような一般人口におけるワクチン接種後の臨床的効果，固形臓器移植レシピエントが HPV に感染した場合の発癌リスクを考慮し，固形臓器移植患者において HPV ワクチン接種が推奨される。ただし，ワクチンを接種する際には前述の社会背景を理解し，副反応に関する十分な説明，患者の了承を必要

とする。

細　菌

1. 肺炎球菌

　免疫学的効果に関して，腎移植レシピエントを対象とした研究を中心に比較的多数の報告がある。そのなかで，固形臓器移植レシピエントを対象として，1998～2011 年に発表された 9 件の肺炎球菌ワクチンの免疫原性に関する研究結果をまとめたシステマティックレビューによれば（ただし 3 研究は対象が小児），抗体獲得率は 32～100％で，健常人と比較し同等の抗体獲得率であったと報告されている[2]。

　免疫抑制状態にある患者に対して肺炎球菌ワクチンを接種する場合には，13 価肺炎球菌結合型ワクチン（13-valent pneumococcal conjugate vaccine：PCV13）接種後に 23 価肺炎球菌多糖型ワクチン（23-valent pneumococcal polysaccharide vaccine：PPV23）を接種する方法（prime boost strategy）が推奨されている[16]。腎移植レシピエントにおいて，7 価肺炎球菌結合型ワクチン（7-valent pneumococcal conjugate vaccine：PCV7）と PPV23 の単回投与による抗体獲得率を比較した二重盲検化ランダム化比較試験では，抗体獲得率には差はなかった[17]。また，肝移植レシピエントにおいて PCV7 接種後に PPV23 を接種した場合（prime boost strategy）と，PPV23 を単独接種した場合とで抗体獲得率を比較した二重盲検化ランダム化比較試験では両群に差はなかった[18]。さらに，腎移植レシピエントにおいて PPV23 もしくは PCV 13 を接種した 1 年後に PPV23 を接種した場合，両群で抗体獲得率に差はなかったと報告されており[19]，現時点では，腎移植や肝移植レシピエントにおいて prime boost strategy を行うことによる優位性は示されていない。

　臨床的効果に関して，ワクチン接種により固形臓器移植レシピエントの肺炎球菌関連疾患を減少可能かどうか参考となる研究結果が存在しない。

　侵襲性肺炎球菌感染症（invasive pneumococcal disease：IPD）の発生率は，10 万人・年当たり固形臓器移植レシピエントが 146 人，一般人口では 11.5 人であり，固形臓器移植レシピエントのほうが約 12.7 倍高く，なかでも肝移植レシピエントでリスクが高い[20]。固形臓器移植レシピエントが IPD を発症した際の入院死亡率は 28.6％である[20]。また，なかでも脾臓摘出後においては，死亡率が 38～69％とされる肺炎球菌による脾臓摘出後重症感染症のリスクが高まるため，脱感作の一環として脾臓摘出予定もしくは脾臓摘出後の場合は特に注意を要する[21]。

　成人の固形臓器移植患者に限った研究結果は非常に乏しいが，第Ⅶ章に示すような一般成人におけるワクチン接種後の臨床的効果を考慮し，固形臓器移植患者において肺炎球菌ワクチン接種が推奨される。また，担当医師の判断において prime boost strategy を考慮してもよいと考える。

> **CQ3　固形臓器移植患者に対して不活化ワクチン接種は推奨されるか？**

その他（日本脳炎，破傷風，ジフテリア，百日咳，インフルエンザ桿菌 b 型）

　これらは上述したインフルエンザウイルス，HBV，HPV，肺炎球菌ワクチンと比較し優先度は劣るが，状況に応じて接種を考慮してもよいと考えられる。

1.　日本脳炎

　現時点で，固形臓器移植レシピエントに対し日本脳炎ワクチンを接種することによる免疫学的効果を検討した研究結果が存在しない。

　臨床的効果に関して，ワクチン接種により固形臓器移植レシピエントの日本脳炎の発生を抑制可能かどうか参考となる研究結果が存在しない。

2.　破傷風

　免疫学的効果に関して固形臓器移植レシピエントを対象とした少数の報告がある。そのなかで，1995〜2010 年に発表された 6 件の破傷風トキソイドワクチンの免疫原性に関する研究結果をまとめたシステマティックレビューによれば（ただし 3 研究は対象が小児），抗体獲得率は 85〜100％で，リツキシマブを使用した場合には減少する可能性があるものの，健常人と比較して同等の抗体獲得率であったと報告されている[2]。

　臨床的効果に関して，ワクチン接種により固形臓器移植レシピエントの破傷風を減少可能かどうか参考となる研究結果が存在しない。一方，破傷風に対して十分な抗体価を有することが確認されていた腎移植レシピエントにおいて，破傷風を発症した症例が報告されている[22]。

3.　ジフテリア

　免疫学的効果に関して，固形臓器移植患者を対象としてジフテリアワクチンの免疫学的効果を検討した研究が 2 件報告されている。ジフテリアワクチン 1 回接種後，腎レシピエントの 88.5％，健常人の 96.2％が予防域の抗体価を獲得できたが，腎移植レシピエントでは 12 ヵ月後 38％で予防域以下となり，ジフテリアワクチンは健常人と比較し抗体反応性が劣り，1 年以内に減少する割合も高かった[23]。また，肺移植レシピエントと健常人との間にワクチン接種量やワクチン接種からの期間に差はなかったが，肺移植レシピエントのほうがジフテリアの抗体価が低く，予防範囲内である割合も少なかったとされ，肺移植レシピエントでは抗体を維持する力が鈍っている可能性が示唆されている[24]。

　臨床的効果に関して，ワクチン接種により固形臓器移植レシピエントのジフテリアを減少可能

かどうか参考となる研究結果が存在しない。

4. 百日咳

現時点で，固形臓器移植患者に対し，百日咳ワクチンを接種することによる免疫学的効果を検討した研究結果が存在しない。

臨床的効果に関して，ワクチン接種により固形臓器移植レシピエントの百日咳の発生を抑制可能かどうか参考となる研究結果が存在しない。

5. インフルエンザ桿菌 b 型

免疫学的効果に関して，腎移植患者を対象としてインフルエンザ桿菌 b 型（*Haemophilus influenzae* type b：Hib）ワクチンの免疫学的効果を検討した研究が 1 件報告されている。移植後 3 ヵ月以上経過し，血清クレアチニンが 2 mg/dL 未満の 2〜3 剤の免疫抑制薬で管理されている成人腎移植レシピエントに対して，Hib ワクチン 1 回接種後，56％で抗体を獲得，35％で予防域までの抗体価を獲得でき，健常人と比較し同等の効果であったと報告されている[25]。

臨床的効果に関して，ワクチン接種により固形臓器移植レシピエントの Hib 関連感染症を減少可能かどうか参考となる研究結果が存在しない。

リツキシマブ使用の影響

リツキシマブの使用により，ワクチン接種後の抗体産生が減弱するのではないかと懸念される。固形臓器移植患者を対象としてリツキシマブがワクチン接種後の免疫原性に与える影響を評価した研究が 1 件報告されている[26]。それによれば，腎移植レシピエントを対象に破傷風トキソイドワクチンの免疫獲得能を評価したところ，通常の免疫抑制薬使用者では 61.5％，リツキシマブ併用者では 30.8％の結果で，リツキシマブ使用者ではワクチンの効果が劣る結果であった[26]。リツキシマブ使用者は高度な免疫抑制状態であると考えられ[27]，使用することにより pre-B，mature-B 細胞は急速に減少し，2〜6 ヵ月間低レベルもしくは測定感度以下のレベルとなり，一般的には 12 ヵ月後にそれらは元のレベルまで回復する[28]。リツキシマブが比較的多く使用される自己免疫疾患領域においては，リツキシマブの投与でインフルエンザワクチンの免疫原性が減少することが複数報告されている[29,30]。関節リウマチ患者においては 6〜10 ヵ月間あければワクチンの免疫原性が回復するとの報告があるが[29]，リツキシマブ投与後，どの程度の期間を空ければワクチンを接種してよいか，固形臓器移植レシピエントを対象とした参考となる研究結果は見当たらない。現時点では，リツキシマブを使用したとしてもワクチン接種を躊躇することなく，

CQ3　固形臓器移植患者に対して不活化ワクチン接種は推奨されるか？

第Ⅲ章に示すように移植後に推奨されるワクチン接種のタイミングに沿って接種することを推奨する。

不活化ワクチン接種と拒絶反応誘発との関連

　現時点では，不活化ワクチン接種と拒絶反応との間に関連性は立証されていない[1)31)]。症例報告もしくは小規模の研究において，移植後の不活化ワクチン接種（主にインフルエンザワクチン）が拒絶反応の引き金となる可能性を指摘しているが，比較的大きな研究のほぼすべてにおいて，拒絶反応もしくは，移植臓器障害の発生を増加させないと結論している[27)]。

文　献

1) Danziger-Isakov L, Kumar D；AST Infectious Diseases Community of Practice. Vaccination in solid organ transplantation. Am J Transplant. 2013；13 Suppl 4：311-7.

2) Eckerle I, Rosenberger KD, Zwahlen M, et al. Serologic vaccination response after solid organ transplantation：a systematic review. PLoS One. 2013；8：e56974.

3) Le Corre N, Thibault F, Pouteil Noble C, et al. Effect of two injections of non-adjuvanted influenza A H1N1pdm2009 vaccine in renal transplant recipients：INSERM C09-32 TRANSFLUVAC trial. Vaccine. 2012；30：7522-8.

4) Felldin M, Studahl M, Svennerholm B, et al. The antibody response to pandemic H1N1 2009 influenza vaccine in adult organ transplant patients. Transpl Int. 2012；25：166-71.

5) Scharpé J, Evenepoel P, Maes B, et al. Influenza vaccination is efficacious and safe in renal transplant recipients. Am J Transplant. 2008；8：332-7.

6) Manuel O, Humar A, Chen MH, et al. Immunogenicity and safety of an intradermal boosting strategy for vaccination against influenza in lung transplant recipients. Am J Transplant. 2007；7：2567-72.

7) Soesman NM, Rimmelzwaan GF, Nieuwkoop NJ, et al. Efficacy of influenza vaccination in adult liver transplant recipients. J Med Virol. 2000；61：85-93.

8) Admon D, Engelhard D, Strauss N, et al. Antibody response to influenza immunization in patients after heart transplantation. Vaccine. 1997；15：1518-22.

9) Blumberg EA, Albano C, Pruett T, et al. The immunogenicity of influenza virus vaccine in solid organ transplant recipients. Clin Infect Dis. 1996；22：295-302.

10) Magnani G, Falchetti E, Pollini G, et al. Safety and efficacy of two types of influenza vaccination in heart transplant recipients：a prospective randomised controlled study. J Heart Lung Transplant. 2005；24：588-92.

11) Hurst FP, Lee JJ, Jindal RM, et al. Outcomes associated with influenza vaccination in the first year after kidney transplantation. Clin J Am Soc Nephrol. 2011；6：1192-7.

12) Perez-Romero P, Aydillo TA, Perez-Ordoñez A, et al. Reduced incidence of pneumonia in influenza-vaccinated solid organ transplant recipients with influenza disease. Clin Microbiol Infect. 2012；18：E533-40.

13) Helanterä I, Anttila VJ, Lappalainen M, et al. Outbreak of Influenza A（H1N1）in a Kidney Transplant Unit-Protective Effect of Vaccination. Am J Transplant. 2015；15：2470-4.

14) Kumar D, Unger ER, Panicker G, et al. Immunogenicity of quadrivalent human papillomavirus vaccine in organ

transplant recipients. Am J Transplant. 2013 ; 13 : 2411-7.

15) Kotton CN. Immunization after kidney transplantation-what is necessary and what is safe? Nat Rev Nephrol. 2014 ; 10 : 555-62.

16) Centers for Disease Control and Prevention (CDC). Use of 13-valent pneumococcal conjugate vaccine and 23-valent pneumococcal polysaccharide vaccine for adults with immunocompromising conditions : recommendations of the Advisory Committee on Immunization Practices (ACIP). MMWR Morb Mortal Wkly Rep. 2012 ; 61 : 816-9.

17) Kumar D, Rotstein C, Miyata G, et al. Randomized, double-blind, controlled trial of pneumococcal vaccination in renal transplant recipients. J Infect Dis. 2003 ; 187 : 1639-45.

18) Kumar D, Chen MH, Wong G, et al. A randomized, double-blind, placebo-controlled trial to evaluate the prime-boost strategy for pneumococcal vaccination in adult liver transplant recipients. Clin Infect Dis. 2008 ; 47 : 885-92.

19) Tobudic S, Plunger V, Sunder-Plassmann G, et al. Randomized, single blind, controlled trial to evaluate the prime-boost strategy for pneumococcal vaccination in renal transplant recipients. PLoS One. 2012 ; 7 : e46133.

20) Kumar D, Humar A, Plevneshi A, et al. Invasive pneumococcal disease in solid organ transplant recipients--10-year prospective population surveillance. Am J Transplant. 2007 ; 7 : 1209-14.

21) Davidson RN, Wall RA. Prevention and management of infections in patients without a spleen. Clin Microbiol Infect. 2001 ; 7 : 657-60.

22) de La Chapelle A, Lavabre O, Pinsard M, et al. Tetanus in a renal transplant recipient exhibiting the presence of circulating antitetanus antibodies determined by ELISA. Biomed Pharmacother. 2002 ; 56 : 208-10.

23) Huzly D, Neifer S, Reinke P, et al. Routine immunizations in adult renal transplant recipients. Transplantation. 1997 ; 63 : 839-45.

24) Rohde KA, Cunningham KC, Henriquez KM, et al. A cross-sectional study of tetanus and diphtheria antibody concentrations post vaccination among lung transplant patients compared with healthy individuals. Transpl Infect Dis. 2014 ; 16 : 871-7.

25) Sever MS, Yildiz A, Eraksoy H, et al. Immune response to Haemophilus influenzae type B vaccination in renal transplant recipients with well-functioning allografts. Nephron. 1999 ; 81 : 55-9.

26) Puissant-Lubrano B, Rostaing L, Kamar N, et al. Impact of rituximab therapy on response to tetanus toxoid vaccination in kidney-transplant patients. Exp Clin Transplant. 2010 ; 8 : 19-28.

27) Rubin LG, Levin MJ, Ljungman P, et al ; Infectious Diseases Society of America (IDSA). 2013 IDSA clinical practice guideline for vaccination of the immunocompromised host. Clin Infect Dis. 2014 ; 58 : e44-100.

28) Kelesidis T, Daikos G, Boumpas D, et al. Does rituximab increase the incidence of infectious complications? A narrative review. Int J Infect Dis. 2011 ; 15 : e2-16.

29) van Assen S, Holvast A, Benne CA, et al. Humoral responses after influenza vaccination are severely reduced in patients with rheumatoid arthritis treated with rituximab. Arthritis Rheum. 2010 ; 62 : 75-81.

30) Bingham CO 3rd, Looney RJ, Deodhar A, et al. Immunization responses in rheumatoid arthritis patients treated with rituximab : results from a controlled clinical trial. Arthritis Rheum. 2010 ; 62 : 64-74.

31) Kidney Disease : Improving Global Outcomes (KDIGO) Transplant Work Group. KDIGO clinical practice guideline for the care of kidney transplant recipients. Am J Transplant. 2009 ; 9 : S1-155.

CQ4 固形臓器移植患者に対して生ワクチン接種は推奨されるか？

第Ⅱ章
移植後のワクチン接種

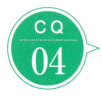
固形臓器移植患者に対して生ワクチン接種は推奨されるか？

ステートメント

▶ 固形臓器移植患者への生ワクチンは，現時点では原則禁忌であり推奨されない。

推奨グレード❷，エビデンスレベルⒹ

▶ ただし，感染症の流行状況や患者の状態を考慮したうえで，接種の必要性が高く，かつ患者の免疫抑制状態が比較的軽度であれば，各施設で倫理委員会を通すなどして接種を考慮してもよい。

推奨グレードなし，エビデンスレベルⒹ

解　説

　わが国の免疫抑制薬（タクロリムス，シクロスポリン，ミゾリビン，アザチオプリン，ミコフェノール酸モフェチル，エベロリムスなど）の添付文書には，生ワクチンは併用禁忌薬と記載されている。また，各種生ワクチン（麻疹風疹混合ワクチン，おたふくかぜワクチン，ロタウイルスワクチン，BCG，黄熱ワクチンなど）の添付文書でも，免疫抑制薬は併用禁忌薬と記載されている。ただし，水痘ワクチンはもともと免疫不全者用に開発された経緯があり，併用禁忌と明記はされていない。米国の添付文書でも同様で，麻疹・おたふくかぜ・風疹混合（MMR）ワクチンは禁忌，水痘ワクチンは「接種すべきでない」と記載されている。国内のガイドラインでは，公益財団法人予防接種リサーチセンターが発行しているわが国の『予防接種ガイドライン』[1])および『予防接種必携』[2])では，「プレドニゾロンまたは免疫抑制薬内服中の生ワクチン接種は控える」と書かれており，『造血細胞移植ガイドライン 2008』[3])では，「シクロスポリン，タクロリムス，アザチオプリン，副腎皮質ステロイドなどの免疫抑制薬の投与中は，生ワクチンの接種は禁忌」とされている一方で，『小児の臓器移植および免疫不全状態における予防接種ガイドライン

2014』[4]では「原則として推奨されないが，水痘・麻疹・風疹・おたふくかぜワクチンについては流行状況を加味し，各施設で臨床研究として施行することを考慮する」とされている。海外のガイドラインでは，American Academy of Pediatrics の Red Book 2015[5]，Infectious Diseases Society of America（IDSA）2013[6]，Advisory Committee on Immunization Practices（ACIP）[7] でも，免疫抑制薬内服中は生ワクチンは併用禁忌と明記されている（ただし水痘ワクチンについては免疫抑制が軽度であれば接種可能と記載されている）。高度の免疫抑制状態（特に細胞性免疫不全）の患者では，生ワクチン接種によりワクチン株による致死的なウイルス感染症のリスクが高まるためである。したがって，固形臓器移植後は免疫抑制薬の内服が永続的に続くため，移植前に生ワクチンは済ませて抗体を獲得させておく必要がある。

　ステロイド薬についても，プレドニゾロンの添付文書には，長期あるいは大量投与中の患者，または投与中止後 6 ヵ月以内は生ワクチン接種しないことと明記されており，メチルプレドニゾロンの添付文書にも生ワクチンは併用禁忌と書かれている。各種生ワクチンの添付文書にも，ステロイド薬は併用禁忌薬と記載されている。ただし，水痘ワクチンの添付文書には，「ネフローゼ，重症気管支喘息などで副腎皮質刺激ホルモン（adrenocorticotropic hormone：ACTH），コルチコステロイドなどが使用されている場合は，原則として症状が安定している症例が接種対象となる。薬剤などによる続発性免疫不全が疑われる場合には，細胞免疫能遅延型皮膚過敏反応テスト等で確かめたのちに接種を行う」と書かれており，必ずしも併用禁忌と明記はされていない。また，前述のとおり，『予防接種ガイドライン』[1]，『予防接種必携』[2] および『造血細胞移植ガイドライン 2008』[3]では，ステロイド薬投与中は生ワクチンの接種は禁忌と書かれているが，水痘ワクチンについては『予防接種ガイドライン』[1] および『予防接種必携』[2]でプレドニゾロン連日投与 1 mg/kg/日（20 mg/日）未満，または隔日投与 2 mg/kg/日（40 mg/日）未満であれば接種可能と記載されている。Red Book 2015[5]では，プレドニゾロン 2 mg/kg 未満かつ 10 kg 以上の患者であれば 20 mg 未満であれば接種可能と記載されている（2 mg/kg 以上または 10 kg 以上の患者であれば 20 mg 以上では，2 週間以内の内服であれば中止後接種可，2 週間以上の内服であれば中止後 4 週間以上経ってから可）。以上より，ステロイド薬については，添付文書上は生ワクチンは禁忌であるものの，各種ガイドラインでは細胞性免疫への影響が少ない低用量であれば接種は許容されている。

　一方，免疫抑制療法を継続している臓器移植後の患者は，ウイルス感染症が重症化するリスクがきわめて高い。特に水痘についての報告が多く，死亡率は 0〜25％ とさまざまであるが，健常人で報告されている 0.002〜0.004％ に比べて致命的となるリスクが高いとされている（表 1）[8)-15)]。重症水痘の多くは，内臓播種性水痘による多臓器不全の形をとる。また，麻疹についても，臓器移植後の患者の脳炎の死亡例などが報告されている[16)-18)]。一方，風疹や流行性耳下腺炎については一般的に免疫抑制療法中に罹患しても比較的予後は良好であると報告されているが，流行性耳下腺炎については，腎移植後患者での間質性腎炎例[19)]などが報告されている。米国と異なり水

CQ4　固形臓器移植患者に対して生ワクチン接種は推奨されるか？

[表1] 臓器移植患者の水痘罹患と死亡率

文献	対象患者	罹患者数	死亡者数	死亡率(%)
8	小児腎移植患者	8	2	25.0
9	ワクチン未接種小児腎移植患者	22	3	13.6
10	小児腎移植患者	19	1	5.3
11	小児腎移植患者	66	1	1.5
12	小児腎移植患者	44	0	0.0
13	小児肝移植患者	14	2	14.3
14	小児肝移植患者	22	0	0.0
15	小児心移植患者	14	0	0.0

(文献 8〜15 より引用)

痘や流行性耳下腺炎が社会的に流行することが少なくないわが国では，長期に免疫抑制薬の内服をせざるを得ない患者は常にこうしたウイルス感染症のリスクに曝されているといえる。また，移植前に獲得した抗体価も，移植後に減弱してしまうことも少なくない[20)21)]。

　固形臓器移植後の患者への生ワクチンの接種については，これまで臨床研究，ケースシリーズ，症例報告など14報告[22)-35)]およびこれらをまとめた4本のレビュー論文[36)-39)]があり，小児の報告が多い(表2)。計257名に559接種(麻疹107，風疹68，水痘230，おたふくかぜ97，黄熱20，MMR37)行われており，抗体獲得率は麻疹41〜100％，風疹70〜100％，水痘32〜100％，流行性耳下腺炎48〜100％と報告されている。有害事象については，ワクチン株によるウイルス感染発症が20名(3.6％)で，内訳は水痘ワクチン接種後の水痘発疹が230名中18名(7.8％)，MMRまたはおたふくかぜワクチン接種後の耳下腺腫脹が134名中2名(1.5％)であった。ワクチン株によるウイルス感染症のリスクが健常人よりも高い可能性はあるが，弱毒化されているため野生株の感染症に比べて軽症であり，これまで致命的な合併症は認めていない。

　固形臓器移植を受ける患者は，移植前に生ワクチンを済ませておくのが大前提である。しかしながら，乳児期の劇症肝不全など，生ワクチンができずに移植をせざるを得ないケースも存在する。また，移植前に接種を済ませておいても，長期内服している免疫抑制薬の影響などで，移植後抗体価が減弱していくことも少なくない。固形臓器移植患者は，免疫抑制薬の内服が一生涯継続することになるため，永続的に生ワクチンを接種できないことによる不利益はきわめて大きいと思われる。実際，固形臓器移植後患者での生ワクチン接種による致命的なウイルス感染症は報告されていない。したがって，移植後1年以上経過して，拒絶などなく安定しており，免疫学的に細胞性免疫や液性免疫などがおおむね正常であることが確認できれば，必要性に応じて生ワクチンの接種を考慮してもよいと思われる。ただし，現状では社会的に原則禁忌となっているため，所属施設の倫理委員会で承認を受け，研究という形で行うなどして，接種するのが望ましい。今後，免疫抑制薬内服中の患者において，安全に生ワクチンの接種ができる免疫学的基準について

［表2］ 固形臓器移植患者への生ワクチン接種報告

文献	対象患者	接種ワクチン	抗体獲得率	有害事象
22	肝移植後(n = 18) 年齢：16〜73ヵ月(小児患者)	MMR (n = 6) 麻疹(n = 12)	麻疹 7/17 (41%)	慢性拒絶反応(n = 1)
23	腎移植後(n = 17) 年齢：4.4〜18.4歳(小児患者)	水痘(n = 17)	水痘 11/17 (65%)	水痘発疹(n = 3)
24	肝移植後(n = 13) 年齢：記載なし(小児患者)	麻疹(n = 13) 風疹(n = 2) 水痘(n = 7) おたふくかぜ(n = 6)	麻疹 11/13 (85%) 風疹 2/2 (100%) 水痘 5/7 (71%) 流行性耳下腺炎 6/6 (100%)	なし
25	肝移植後の60歳女性 (n = 1)	水痘(n = 1)	記載なし	3週間後に水痘発疹出現。アシクロビル投与。ワクチン株による水痘と推測。
26	腎移植後(n = 6) 年齢：11〜17歳(小児患者)	水痘(n = 6)	水痘 4/6 (67%)	なし
27	肝移植後(n = 14) 小腸移植後(n = 1) 肝・小腸移植後(n = 1) 年齢：8〜68ヵ月(小児患者)	水痘(n = 16)	水痘 13/15 (87%)	接種部位の局所反応(n = 5) 一過性の発熱(n = 4) 水痘発疹(n = 4)
28	肝移植後(n = 42) 年齢：12〜218ヵ月(小児患者)	MMR (n = 31) 水痘(n = 35)	麻疹 19/26 (73%) 水痘 20/31 (65%)	接種部位の水痘発疹(n = 3)
29	心移植後の36歳男性 (n = 1)	水痘(n = 1)	記載なし	24日後に水痘発疹出現。ファムシクロビルで治療。PCRでワクチン株と確定診断。
30	肝移植後(n = 36) 年齢：0.6〜18.1歳(小児患者)	水痘(n = 59)	水痘 36/36 (100%)	全身反応：64.5% (5名・8.5%に水痘発疹) 局所反応：54.8%
31	腎移植後(n = 14) 心移植後(n = 3) 肝移植後(n = 2) 年齢：11〜69歳 (小児・成人患者)	黄熱(n = 19)	記載なし	局所反応(n = 1)
32	腎移植後の55歳男性 (n = 1)	黄熱(n = 1)	接種後黄熱抗体獲得	AST，ALTの上昇を認め，IVIG投与
33	肝移植後(n = 39) 年齢：12〜180ヵ月 (小児患者)	麻疹(n = 34) 風疹(n = 31) 水痘(n = 33) おたふくかぜ(n = 33)	初回接種後 麻疹 11/25 (44%) 風疹 19/27 (70%) 水痘 6/19 (32%) 流行性耳下腺炎 12/25 (48%)	重篤なものはなし
34,35	肝移植後(n = 48) 年齢：3〜18歳(小児患者)	麻疹(n = 48) 風疹(n = 35) 水痘(n = 55) おたふくかぜ(n = 58)	初回接種後 麻疹 36/36 (100%) 風疹 35/35 (100%) 水痘 23/33 (70%) 流行性耳下腺炎 24/35 (69%)	一過性の発熱(n = 2) 水痘発疹(n = 1) 耳下腺腫脹(n = 2)

（文献22〜35より引用）

> **CQ4　固形臓器移植患者に対して生ワクチン接種は推奨されるか？**

のエビデンスの集積や，添付文書での文言の修正など，社会的な整備が望まれる。

文　献

1) 予防接種ガイドライン等検討委員会．予防接種ガイドライン2016年度版．東京：公益財団法人予防接種リサーチセンター；2016.

2) 予防接種ガイドライン等検討委員会．予防接種実施者のための予防接種必携平成28年度(2016)．東京：公益財団法人予防接種リサーチセンター；2016.

3) 日本造血細胞移植学会．造血細胞移植ガイドライン─予防接種(第1版)．2008. https://www.jshct.com/uploads/files/guideline/04m_vaccination_ver01.pdf

4) 小児の臓器移植および免疫不全状態における予防接種ガイドライン2014作成委員会．小児の臓器移植および免疫不全状態における予防接種ガイドライン2014．日本小児感染症学会(監)．東京：協和企画；2014.

5) Kimberlin DW, Brady MT, Jackson MA, et al (editors). Red Book：2015 Report of the Committee on Infectious Disease. Illinois American Academy of Pediatrics；2015.

6) Rubin LG, Levin MJ, Ljungman P, et al；Infectious Diseases Society of America. 2013 IDSA clinical practice guideline for vaccination of the immunocompromised host. Clin Infect Dis. 2014；58：e44-100.

7) Advisory Committee on Immunization Practices (ACIP) Vaccine Recommendations and Guidelines. http://www.cdc.gov/vaccines/hcp/acip-recs/

8) Lynfield R, Herrin JT, Rubin RH. Varicella in pediatric renal transplant recipients. Pediatrics. 1992；90：216-20.

9) Broyer M, Tete MJ, Guest G, et al. Varicella and zoster in children after kidney transplantation：long-term results of vaccination. Pediatrics. 1997；99：35-9.

10) Feldhoff CM, Balfour HH Jr, Simmons RL, et al. Varicella in children with renal transplants. J Pediatr. 1981；98：25-31.

11) Kashtan CE, Cook M, Chavers BM, et al. Outcome of chickenpox in 66 pediatric renal transplant recipients. J Pediatr. 1997；131：874-7.

12) Furth SL, Sullivan EK, Neu AM, et al. Varicella in the first year after renal transplantation：a report of the North American Pediatric Renal Transplant Cooperative Study (NAPRTCS). Pediatr Transplant. 1997；1：37-42.

13) McGregor RS, Zitelli BJ, Urbach AH, et al. Varicella in pediatric orthotopic liver transplant recipients. Pediatrics. 1989；83：256-61.

14) Pacini-Edelstein SJ, Mehra M, Ament ME, et al. Varicella in pediatric liver transplant patients：a retrospective analysis of treatment and outcome. J Pediatr Gastroenterol Nutr. 2003；37：183-6.

15) Dodd DA, Burger J, Edwards KM, et al. Varicella in a pediatric heart transplant population on nonsteroid maintenance immunosuppression. Pediatrics. 2001；108：E80.

16) Kidd IM, Booth CJ, Rigden SP, et al. Measles-associated encephalitis in children with renal transplants：a predictable effect of waning herd immunity? Lancet. 2003；362：832.

17) Kalman S, Bakkaloglu SA, Ozkaya O, et al. Measles：a rare communicable disease in a child with renal transplantation. Pediatr Transplant 2002；6：432-4.

18) Turner A, Jeyaratnam D, Haworth F, et al. Measles-associated encephalopathy in children with renal transplants. Am J Transplant. 2006；6：1459-65.

19) Baas MC, van Donselaar KA, Florquin S, et al. Mumps：not an innocent bystander in solid organ transplantation. Am J Transplant. 2009；9：2186-9.

20) Diana A, Posfay-Barbe KM, Belli DC, et al. Vaccine-induced immunity in children after orthotopic liver transplantation：a 12-yr review of the Swiss national reference center. Pediatr Transplant. 2007；11：31-7.

21）Urschel S, Cremer S, Birnbaum J, et al. Lack of serologic immunity against vaccine-preventable diseases in children after thoracic transplantation. Transpl Int. 2010；23：619-27.

22）Rand EB, McCarthy CA, Whitington PF. Measles vaccination after orthotopic liver transplantation. J Pediatr. 1993；123：87-9.

23）Zamora I, Simon JM, Da Silva ME, et al. Attenuated varicella virus vaccine in children with renal transplants. Pediatr Nephrol. 1994；8：190-2.

24）Kano H, Mizuta K, Sakakihara Y, et al. Efficacy and safety of immunization for pre- and post- liver transplant children. Transplantation. 2002；74：543-50.

25）Levitsky J, Te HS, Faust TW, et al. Varicella infection following varicella vaccination in a liver transplant recipient. Am J Transplant. 2002；2：880-2.

26）Chaves Tdo S, Lopes MH, de Souza VA, et al. Seroprevalence of antibodies against varicella-zoster virus and response to the varicella vaccine in pediatric renal transplant patients. Pediatr Transplant. 2005；9：192-6.

27）Weinberg A, Horslen SP, Kaufman SS, et al. Safety and immunogenicity of varicella-zoster virus vaccine in pediatric liver and intestine transplant recipients. Am J Transplant. 2006；6：565-8.

28）Khan S, Erlichman J, Rand EB. Live virus immunization after orthotopic liver transplantation. Pediatr Transplant. 2006；10：78-82.

29）Kraft JN, Shaw JC. Varicella infection caused by Oka strain vaccine in a heart transplant recipient. Arch Dermatol. 2006；142：943-5.

30）Posfay-Barbe KM, Pittet LF, Sottas C, et al. Varicella-zoster immunization in pediatric liver transplant recipients：safe and immunogenic. Am J Transplant. 2012；12：2974-85.

31）Azevedo LS, Lasmar EP, Contieri FL, et al. Yellow fever vaccination in organ transplanted patients：is it safe? A multicenter study. Transpl Infect Dis. 2012；14：237-41.

32）Slifka MK, Hammarlund E, Lewis MW, et al. Antiviral immune response after live yellow fever vaccination of a kidney transplant recipient treated with IVIG. Transplantation. 2013；95：e59-61.

33）Kawano Y, Suzuki M, Kawada J, et al. Effectiveness and safety of immunization with live-attenuated and inactivated vaccines for pediatric liver transplantation recipients. Vaccine. 2015；33：1440-5.

34）Shinjoh M, Miyairi I, Hoshino K, et al. Effective and safe immunizations with live-attenuated vaccines for children after living donor liver transplantation. Vaccine. 2008；26：6859-63.

35）Shinjoh M, Hoshino K, Takahashi T, et al. Updated data on effective and safe immunizations with live-attenuated vaccines for children after living donor liver transplantation. Vaccine. 2015；33：701-7.

36）Danerseau AM, Robinson JL. Efficacy and safety of measles, mumps, rubella and varicella live viral vaccines in transplant recipients receiving immunosuppressive drugs. World J Pediatr. 2008；4：254-8

37）L'Huillier AG, Posfay Barbe K. Live viral vaccines in transplanted patients. Swiss Med Wkly. 2014；144：w14005.

38）Verolet CM, Posfay-Barbe KM. Live virus vaccines in transplantation：friend or foe? Curr Infect Dis Rep. 2015；17：472.

39）Croce E, Hatz C, Jonker EF, et al. Safety of live vaccinations on immunosuppressive therapy in patients with immune-mediated inflammatory diseases, solid organ transplantation or after bone-marrow transplantation – A systematic review of randomized trials, observational studies and case reports. Vaccine. 2017；35：1216-26.

第 III 章
ワクチン接種の実際

第Ⅲ章
ワクチン接種の実際

A 不活化ワクチン

1 不活化ワクチン接種対象者(表1)

[表1] 不活化ワクチン接種対象者

ワクチン	接種対象者
インフルエンザウイルス	移植前後に限らず，全例
B型肝炎ウイルス (HBV)	移植前後に限らず，HBs抗体陰性者全例*
ヒトパピローマウイルス (HPV)	移植前後に限らず，9歳以上の女性
肺炎球菌 (PCV13)	移植前後に限らず，65歳以上の全例
肺炎球菌 (PPV23)	移植前後に限らず，全例

＊：ブースター接種については後述3の不活化ワクチンの接種方法を参照。
(各ワクチンの添付文書より引用)

解 説

　13価肺炎球菌結合型ワクチン(13-valent pneumococcal conjugate vaccine：PCV13)は65歳未満の患者に接種する場合，第Ⅵ章(p.73)に示すように医薬品副作用被害救済制度の対象にならないため，患者への説明と適応外接種に関しての同意取得が必要となる。

　23価肺炎球菌多糖型ワクチン(23-valent pneumococcal polysaccharide vaccine：PPV23)は2014年10月1日から60〜65歳未満の場合は日常生活が極度に制限される程度の基礎疾患を有する場合〔心疾患，呼吸器疾患，腎疾患，ヒト免疫不全ウイルス(human immunodeficiency virus：HIV)感染症など〕に，また，65歳以上では全例で定期接種となっている。

　ヒトパピローマウイルス(human papillomavirus：HPV)ワクチンは一般的に若年女性に接種が勧められる。ただし，日本では，2013年4月1日に定期接種化された後，接種後に接種部位以外の広範囲な慢性疼痛や運動障害，記憶など認知機能の異常などの多様な症状が認められ，同年6月14日に積極的推奨の差し控えが実施されているため，ワクチンを接種する際には副反応に関して十分な説明，患者の了承が必要となる。

2 不活化ワクチンを接種する時期（表2）

［表2］不活化ワクチンを接種する時期

ワクチン	移植前の接種を終了しておく時期	移植後の接種開始時期
インフルエンザウイルス	免疫抑制薬開始 2 週間以上前まで	移植後 1ヵ月以降
インフルエンザウイルス以外	免疫抑制薬開始 2 週間以上前まで	移植後 3〜6ヵ月以降

（文献 1 〜 3 より引用）

解　説

　ワクチンの効果は，一般的に免疫抑制薬を服用する固形臓器移植後よりも移植前のほうが高い[3]。また，移植前においても各臓器障害が重度になるほど効果が劣る[1,2]。そのため，各臓器障害の程度が軽い移植前早期の段階でワクチンを接種することが望ましい[1,2]。

　インフルエンザに関しては，移植後 1ヵ月以上経過しているレシピエントであれば，その年のインフルエンザが流行する前にインフルエンザワクチンを接種すべきである[3]。移植後 1ヵ月以内では，免疫抑制が強くワクチンが無効である可能性が高いため推奨されない[3]。

3 不活化ワクチンの接種方法（表 3〜5）

［表3］不活化ワクチンの接種方法

ワクチン	1 回接種量 (mL)	接種方法	接種部位	接種回数 (回)
インフルエンザウイルス	0.5	皮下	上腕伸側	1〜2
HBV	0.5	皮下，筋肉内	上腕伸側	初回接種 3 追加接種 1
HPV	0.5	筋肉内	上腕三角筋 大腿四頭筋	3
肺炎球菌 (PCV13)	0.5	筋肉内	上腕三角筋	1
肺炎球菌 (PPV23)	0.5	皮下，筋肉内	上腕伸側	1

（各ワクチンの添付文書より引用）

A　不活化ワクチン

[表4]　2回以上の接種が必要なワクチンに関して，
各々の前回接種からの接種間隔

ワクチン	接種回数（回）	2回目*	3回目**
インフルエンザウイルス	1～2	1～4週間	———
HBV（初回）	3	4週間	20～24週間
HPV	3	2ヵ月	4ヵ月

＊：1回目接種から2回目接種までの間隔。
＊＊：2回目接種から3回目接種までの間隔。
（各ワクチンの添付文書より引用）

[表5]　肺炎球菌ワクチン接種における接種間隔

ワクチン	接種間隔
PCV13接種からPPV23接種まで	6ヵ月～4年
PPV23接種からPCV13接種まで	1年以上
PPV23接種からPPV23接種まで	5年以上

（文献7より引用）

解　説

　上記に記載していない日本脳炎，破傷風トキソイド，ジフテリア，百日咳，インフルエンザ桿菌b型のワクチンを接種する場合は，各ワクチンの添付文書を参照のうえ接種する。

　インフルエンザワクチンは鶏由来の成分にアレルギーが確認されているなど，接種不可能となる状況がなければ毎年接種する。第Ⅱ章CQ3（p.24）に記述するように，固形臓器移植レシピエントにおいて2回接種が1回接種と比較して優れているかどうか，確定的な結論は得られていないが考慮してもよい。

　B型肝炎ウイルス（hepatitis B virus：HBV）ワクチンは，HBs抗体陰性の固形臓器移植希望者，移植レシピエントに対して接種する[1]。添付文書によれば，接種方法は筋肉内投与のほうが皮下投与よりも効果が高いため，可能な限り筋肉内投与を選択する。3回接種終了1～2ヵ月後にHBs抗体陽性（≧ 10 mIU/mL）を確認する[4]。1サイクルの接種で抗体が陽性化しなかった場合は，同様の接種スケジュールでさらに3回の追加接種を行う[4]。それでも抗体獲得が得られなければ，それ以降ワクチンは追加接種せず，曝露時に抗HBs人免疫グロブリン（hepatitis B immune globulin：HBIG）を用いた感染予防を徹底する[4]。HBIGを投与する場合は，体液曝露後可能な限り早期と，曝露1ヵ月後の合計2回，1回1,000～2,000単位を投与する[5]。固形臓器移植後は，6～12ヵ月ごとにHBs抗体をチェックし[2,3]，一般的に10 mIU/mL以上であれば防御能があると

みなされるが，固形臓器移植レシピエントでは抗体価の減衰が早い傾向があり，100 mIU/mL 未満であればブースター接種を行う[3]。また，現時点の日本においては適応外接種となるが，上記のように通常の HBV ワクチン接種にて抗体が獲得できなかった場合，接種量の増量〔倍量または 4 倍量（1 回に組換え HBs 抗原蛋白質量として 20 μg もしくは 40 μg）〕や接種方法の変更（皮内接種）といった工夫も可能である[4)6)]。ただし，副反応出現時には医薬品医療機器総合機構法に基づいた医薬品副作用被害救済制度による給付を受けることができないことを十分に説明し，同意を得てから接種する必要がある。

肺炎球菌ワクチン接種においては，主に副反応の発現頻度を考慮し表 5 に記載した間隔を空けたうえで，PCV13，PPV23 各々のワクチン接種が推奨される[7]。PCV13 は生涯に 1 度しか接種できないが，PPV23 は 5 年間以上の間隔をおいて何度でも再接種が可能である。一般的には免疫抑制状態にある場合，PCV13 → PPV23 の順でワクチン接種を行う(prime boost strategy)ことが推奨される[8]が，第Ⅱ章 CQ3（p.24）に記述するように，固形臓器移植レシピエントを対象とした研究においてはそれを支持する研究結果を現時点ではみつけることができない。

移植前に接種が推奨されている主な不活性化ワクチンを図 1 に示す。

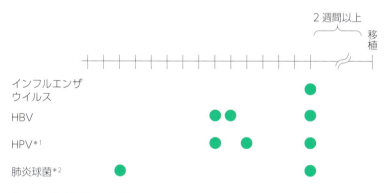

[図1] 移植前 不活化ワクチン

＊1：HPV は 2013 年 6 月 14 日に積極的推奨の差し控えが実施されている。
＊2：肺炎球菌は PCV13 接種 1 年後に PPV23 を接種，詳細は第Ⅲ章参照。
1 目盛り：4 週間。

文　献

1) Rubin LG, Levin MJ, Ljungman P, et al. 2013 IDSA clinical practice guideline for vaccination of the immunocompromised host. Clin Infect Dis. 2014；58：e44-100.
2) Danziger-Isakov L, Kumar D：AST Infectious Diseases Community of Practice. Vaccination in solid organ transplantation. Am J Transplant. 2013；13 Suppl 4：311-7.
3) Kidney Disease：Improving Global Outcomes（KDIGO）Transplant Work Group. KDIGO clinical practice

A 不活化ワクチン

guideline for the care of kidney transplant recipients. Am J Transplant. 2009；9：S1-155.

4) Mast EE, Weinbaum CM, Fiore AE, et al：Advisory Committee on Immunization Practices (ACIP), Centers for Disease Control and Prevention (CDC). A comprehensive immunization strategy to eliminate transmission of hepatitis B virus infection in the United States：recommendations of the Advisory Committee on Immunization Practices (ACIP) Part II：immunization of adults. MMWR Recomm Rep. 2006；55：1-33；quiz CE1-4.

5) Schillie S, Murphy TV, Sawyer M, et al：Centers for DIsease Control and Prevention (CDC). CDC guidance for evaluating health-care personnel for hepatitis B virus protection and for administering postexposure management. MMWR Recomm Rep. 2013；62：1-19.

6) 一般社団法人日本環境感染学会ワクチンに関するガイドライン改訂委員会(編). 医療関係者のためのワクチンガイドライン 第2版. 2014.

7) 日本呼吸器学会呼吸器ワクチン検討WG委員会 / 日本感染症学会ワクチン委員会・合同委員会(編). 65歳以上の成人に対する肺炎球菌ワクチン接種に関する考え方(アップデート版 2015-9-5). 2015. www.kansensho. or.jp/guidelines/pdf/o65haienV_150905.pdf

8) Centers for Disease Control and Prevention (CDC). Use of 13-valent pneumococcal conjugate vaccine and 23-valent pneumococcal polysaccharide vaccine for adults with immunocompromising conditions：recommendations of the Advisory Committee on Immunization Practices (ACIP). MMWR Morb Mortal Wkly Rep. 2012；61：816-9.

第Ⅲ章

ワクチン接種の実際

B 生ワクチン

1 生ワクチン接種対象者（表1, 2）

［表1］生ワクチン接種対象者

ワクチン	接種対象者	
	測定法	接種基準
麻疹	EIA法(IgG)	4.0 未満
風疹	EIA法(IgG)	4.0 未満
麻疹風疹混合	上記に準ずる	上記に準ずる
おたふくかぜ	EIA法(IgG)	4.0 未満
水痘	EIA法(IgG)	4.0 未満

（文献2より引用）

［表2］一般の日本人成人における各ウイルスに対する抗体保有状況

ウイルス	年度	抗体保有状況
麻疹	2015年	約95%がPA法で1:16以上の抗体価
風疹	2015年	HI法で，30〜60歳の男性では約20%，50歳代の女性では約20%が1:8未満の抗体価，これら以外の年齢では90%以上が1:8以上の抗体価
流行性耳下腺炎	2013年	約60%がEIA法で4.0以上の抗体価
水痘	2014年	90%以上がFIA法で4.0以上の抗体価

（文献6〜8より引用）

解 説

　生ワクチンの接種対象者は，表1に示すように接種前に血清学的検査を行い決定する[1]。

　〔表1におけるenzyme immunnoassay（EIA）価は，国内で使用頻度の高いデンカ生研（株）製のEIA測定キットを用いた場合の値であり，デンカ生研（株）製以外のキットを使用する場合は問い合わせが必要となる[2]〕

　なかでも水痘に関しては，問診で水痘の既往歴が聴取できたとしても信頼性にやや疑問があり，

B 生ワクチン

血清学的検査を確認し接種対象者を判断する必要がある[3)4]。

　血清学的検査の方法には，EIA 価として IgG 抗体価を判断する EIA 法，半定量の形で抗体価を判断する Hemagglutination Inhibition (HI) 法，Neutralization Test (NT) 法，Complement Fixation (CF) 法，Particle Agglutination (PA) 法，Immune Adherence Hemagglutination (IAHA) 法がある。CF 法は感度が低いため一般的に利用されない[5]。また，PA 法は一般の外注検査会社では利用できないことが多く，IAHA 法も一部の検査センターでしか実施されていない。よって，一般診療においては EIA 法，HI 法，NT 法を主に利用する。HI 法は風疹以外では感度が悪いため，検査法としては選択しない[5]。NT 法はウイルス中和活性を直接測定するため確実で，EIA 法よりも安価であるが，実施する手間が煩雑で結果が出るまでの時間もかかり利用しづらいことが多い。一方，EIA 法は他の測定方法と比較して費用が高額であるが，検出感度が高く再現性に優れ，結果が判明するまでの時間も短いことから測定法として頻用されている。また，流行性耳下腺炎は EIA 法でのみ評価可能である[5]。そのため本ガイドラインでは，一般診療で最も汎用されていると思われる EIA 法による接種対象者を記載する形とした。また，EIA 法を用いた各ワクチンの接種対象者とする基準は一般的にコンセンサスの得られた確定されたものはなく，各移植施設の判断により異なることも多い。

　参考として，一般の日本人成人における各ウイルスに対する抗体保有状況を表 2 に示す[6)-8]。

2 生ワクチンを接種する時期（表 3）

［表3］ 生ワクチンを接種する時期

ワクチン	接種時期（移植前／後）	接種のタイミング
麻疹	移植前のみ	免疫抑制薬開始 4 週間以上前まで
風疹	移植前のみ	免疫抑制薬開始 4 週間以上前まで
麻疹風疹混合	移植前のみ	免疫抑制薬開始 4 週間以上前まで
おたふくかぜ	移植前のみ	免疫抑制薬開始 4 週間以上前まで
水痘	移植前のみ	免疫抑制薬開始 4 週間以上前まで

（文献 1，9 より改変引用）

解　説

　免疫抑制中に生ワクチンを接種すると活動性感染症を発症する懸念があるため，免疫抑制薬を必要とする固形臓器移植後は通常生ワクチンを接種できない。よって，表 3 に示すように，移植前に接種を行い[1)9]，移植に関係する免疫抑制薬が開始される 4 週間以上前までに接種を終了

する[1)9)]。ただし，移植前であっても原疾患の治療に対して免疫抑制薬を用いて治療を行っている場合は，同様の理由で接種できない。

ワクチンの効果は，臓器障害をもつ固形臓器移植を予定している患者では健常人と比較して劣り，特に各臓器障害が重度になるほど劣る。そのため，各臓器障害の程度が軽い早期の段階でワクチンを接種することが望ましい[1)9)]。

免疫グロブリン製剤の使用歴がある場合は，使用後3ヵ月以上の期間を空けて生ワクチンを接種する[1)]。

3 生ワクチンの接種方法（表4）

［表4］ 生ワクチンの接種方法

ワクチン	1回接種量（mL）	接種方法	接種部位	接種回数（回）
麻疹	0.5	皮下	上腕伸側	1
風疹	0.5	皮下	上腕伸側	1
麻疹風疹混合	0.5	皮下	上腕伸側	1
おたふくかぜ	0.5	皮下	上腕伸側	1
水痘	0.5	皮下	上腕伸側	1

（各ワクチンの添付文書より引用）

解　説

表4に示すように生ワクチンはいずれも上腕伸側の皮下に1回接種する。

医師が必要と認めた場合には同一日内であれば複数ワクチンの同時接種が可能であるが，同一日でない場合は，生ワクチン同士の干渉により効果が減弱する可能性があるため，生ワクチン接種後，次の生ワクチン接種まで4週間以上の期間を空ける必要がある[1)9)10)]。

B 生ワクチン

4 生ワクチン接種後に抗体価を測定し抗体獲得を確認する必要性，抗体獲得し得なかった場合の追加接種

解　説

　接種対象者は，接種4〜8週間後に再度血清学的検査を行い，抗体の獲得が得られなければ2回目の接種を行うことが望ましい[1)11)-13)]。また，2回目の接種にても抗体獲得が得られなかった場合，接種のタイミングが許せばさらなる追加接種を繰り返し，抗体獲得を目指すことが望ましい。ただし，合併症により移植を急ぐ場合や，透析アクセス手術を行わず先行的腎移植を強く希望している場合など，追加接種による抗体獲得よりも腎移植を優先する場面は多く，患者の状況を鑑みて決定する。

　移植前に接種が推奨されている主な生ワクチンを図1に示す。

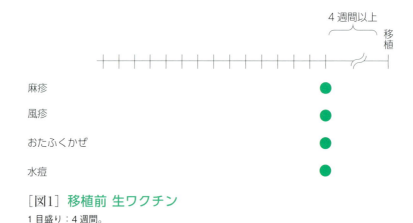

[図1] 移植前 生ワクチン
1目盛り：4週間。

文　献

1) Danziger-Isakov L, Kumar D；AST Infectious Diseases Community of Practice. Vaccination in solid organ transplantation. Am J Transplant. 2013；13 Suppl 4：311-7.
2) 一般社団法人日本環境感染学会ワクチンに関するガイドライン改訂委員会（編）．医療関係者のためのワクチンガイドライン 第2版．2014.
3) Talebi-Taher M, Hassanzadeh T, Ossareh S. Seroprevalence of antibodies against varicella-zoster virus among

prevalent hemodialysis patients. Iran J Kidney Dis. 2013；7：475-8.

4）MacMahon E, Brown LJ, Bexley S, et al. Identification of potential candidates for varicella vaccination by history：questionnaire and seroprevalence study. BMJ. 2004；329：551-2.

5）日本造血細胞移植学会（編）．造血細胞移植ガイドライン―予防接種（第3版）．2018.

6）国立感染症研究所．麻疹および風疹の予防接種状況・抗体保有状況―2015年度感染症流行予測調査（暫定結果）．IASR．2016；37：72-4.

7）国立感染症研究所．2010～2011年の流行性耳下腺炎の流行前後における抗体保有状況の変化．IASR．2016；37：199-201.

8）国立感染症研究所．水痘入院例全数報告の開始と水痘ワクチン定期接種化による効果～感染症発生動向調査より～．IASR．2015；36：143-5.

9）Rubin LG, Levin MJ, Ljungman P, et al. 2013 IDSA clinical practice guideline for vaccination of the immunocompromised host. Clin Infect Dis. 2014；58：e44-100.

10）National Center for Immunization and Respiratory Diseases. General recommendations on immunization— recommendations of the Advisory Committee on Immunization Practices（ACIP）. MMWR Recomm Rep. 2011；60：1-64.

11）Marin M, Güris D, Chaves SS, et al：Centers for Disease Control and Prevention（CDC）. Prevention of varicella：recommendations of the Advisory Committee on Immunization Practices（ACIP）. MMWR Recomm Rep. 2007；56：1-40.

12）McLean HQ, Fiebelkorn AP, Temte JL, et al：Centers for Disease Control and Prevention. Prevention of measles, rubella, congenital rubella syndrome, and mumps, 2013：summary recommendations of the Advisory Committee on Immunization Practices（ACIP）. MMWR Recomm Rep. 2013；62：1-34.

13）Pergam SA, Limaye AP；AST Infectious Diseases Community of Practice. Varicella zoster virus in solid organ transplantation. Am J Transplant. 2013；13 Suppl 4：138-46.

第 IV 章

特殊な状況での
ワクチン接種

第Ⅳ章 特殊な状況でのワクチン接種

A 妊娠希望または妊娠時

> **ステートメント**
>
> ▶ 固形臓器移植を予定している妊娠希望患者は，免疫抑制療法開始前にワクチン接種を行うべきであり，特に風疹，麻疹，流行性耳下腺炎，水痘の抗体は移植前に獲得しておくべきである。
>
> ▶ 妊娠している固形臓器移植患者が風疹，麻疹，流行性耳下腺炎，水痘に対する抗体を有していないときでも，ワクチン接種はするべきではない。
>
> ▶ インフルエンザシーズンに入ったら，妊娠希望固形臓器移植患者は早めにインフルエンザワクチンを接種すべきである。
>
> ▶ 妊娠している固形臓器移植患者には，妊娠週数にかかわらずにインフルエンザワクチン接種をすべきである。

解 説

　妊娠や授乳をしている女性に対するワクチン接種のエビデンスは限られている。臓器移植後妊娠時のワクチン接種についてはエビデンスがない。しかし，近年の移植生着率の向上により，妊娠希望の女性慢性腎臓病(chronic kidney disease：CKD)患者が増えている。妊娠希望であっても，通常の臓器移植患者と同様に，移植前のきちんと決められたワクチン接種を済ませておく。
　不活化ワクチン接種が妊婦や胎児に有害であるとのエビデンスはない。一方，子供や成人に安全といわれている生ワクチンは，胎児への感染が問題となる可能性がある。妊娠中の風疹，麻疹，おたふくかぜ，水痘ワクチンからの感染は，母体だけでなく胎児にも大きな影響を及ぼす。生ワクチンである風疹，麻疹，おたふくかぜ，水痘ワクチン接種後は，4週間は避妊が必要で，妊娠してはいけない[1]が，腎移植後の妊娠許可は，生体腎移植で1年，献腎移植では2年である[2]。臓器移植後の生ワクチン接種は禁忌であるため，臓器移植後挙児希望時に，生ワクチン接種から

の胎児への伝播が問題となることはない。妊娠中の風疹，麻疹，流行性耳下腺炎，水痘初感染が問題となる。妊娠中の初感染が胎児へ伝播し，流産や死産，先天的な障害を引き起こす可能性がある。挙児希望があり，移植後に妊娠の可能性がある女性臓器移植候補者は，麻疹，流行性耳下腺炎，風疹，水痘の抗体を臓器移植前に獲得しておくべきである。臓器移植前に自然感染もしくは生ワクチン接種によって得られた免疫能は，免疫抑制療法により低下または消失するため，妊娠希望時の免疫能の確認は必要である。抗体が消失していても，生ワクチンを接種することはできない。

抗体を消失した妊娠中のレシピエントが麻疹，流行性耳下腺炎，風疹に曝露したときには，曝露から6日以内に免疫グロブリンの静脈投与(intravenous immunoglobulin：IVIG：400 mg/kg)をする[3]。

抗体を消失した妊娠中のレシピエントが水痘に曝露したときには，曝露から10日以内に免疫グロブリンの静脈投与(IVIG：400 mg/kg)をする[4]。米国で推奨されている水痘・帯状疱疹高力価免疫グロブリン(varicella-zoster immunoglobulin：VZIG)はわが国では入手できない[5]。

生ワクチン接種ができない妊娠中の臓器移植患者を守るために，家族を含む周囲の人へのこれら生ワクチン接種歴の確認と，必要であればワクチン接種により抗体を獲得してもらうことが必要である[6)7]。麻疹，おたふくかぜワクチン接種を受けた人が接触者にワクチン株を伝播させたことは，きわめてまれであるが報告されている[8)-12]。しかし，風疹ワクチン接種からの伝播は報告されていない[13]。水痘ワクチンも伝播することはまれである[14]が，水痘ワクチン接種により接種部位に発赤を生じたときには，接触者へワクチン株が伝播する可能性があるため注意が必要である[15]。

妊娠中はインフルエンザウイルスに感染すると重症化しやすい[16)17]。また，先天性奇形[18]や，早産や低体重児などの胎児への影響[19]とも関係する。

インフルエンザシーズンに入ったら，妊娠希望固形臓器移植患者は早めにインフルエンザワクチンを接種すべきである。

妊娠に対する母体の免疫学的寛容状態にもかかわらず，妊娠中のワクチン接種であっても，非妊娠女性と同様に有効である[20]。妊娠を希望している，または妊娠している固形臓器移植患者には，妊娠週数にかかわらずにインフルエンザワクチン接種をすべきである[21]。

ワクチン接種は，母体のインフルエンザ感染症を少なくし[22)23]，妊娠予後(死産，早産，低体重児の減少)と関係する[24)-28]。妊娠中の母体へのインフルエンザワクチン接種は，胎児や新生児に抗体が移行することにより，出産時から数ヵ月間はインフルエンザ感染症により重症化しやすい新生児を守ることができる[29)-35]。

A 妊娠希望または妊娠時

文　献

1) National Center for Immunization and Respiratory Disease. General recommendations on immunization—recommendations of the Advisory Committee on Immunization Practices (ACIP). MMWR Recomm Rep. 2011；60：1-64.

2) McKay DB, Josephson MA, Armenti VT, et al；Wonen's Health Committee of the American Society of Transplantation. Reproduction and transplantation：report on the AST Consensus Conference on Reproductive Issues and Transplantation. Am J Transplant. 2005；5：1592-9.

3) McLean HQ, Fiebelkorn AP, Temte JL, et al；Centers for Disease Control and Prevention. Prevention of measles, rubella, congenital rubella syndrome, and mumps, 2013：summary recommendations of the Advisory Committee on Immunization Practices (ACIP). MMWR Recomm Rep. 2013；62：1-34.

4) VariZIG for prophylaxis after exposure to varicella. Med Lett Drugs Ther. 2006；48：69-70.

5) Koren G, Money D, Boucher M, et al. Serum concentrations, efficacy, and safety of a new, intravenously administered varicella zoster immune globulin in pregnant women. J Clin Pharmacol. 2002；42：267-74.

6) Danziger-Isakov L, Kumar D；AST Infectious Disease Community of Practice. Vaccination in solid organ transplantation. Am J Transplant. 2013；13 Suppl 4：311-7.

7) Rubin LG, Levin MJ, Ljungman P, et al；Infectious Diseases Society of America. 2013 IDSA clinical practice guideline for vaccination of the immunocompromised host. Clin Infect Dis. 2014；58：e44-100.

8) Millson DS. Brother-to-sister transmission of measles after measles, mumps, and rubella immunisation. Lancet. 1989；1：271.

9) Sawada H, Yano S, Oka Y, et al. Transmission of Urabe mumps vaccine between siblings. Lancet. 1993；342：371.

10) Kaic B, Gjenero-Margan I, Aleraj B, et al. Transmission of the L-Zagreb mumps vaccine virus, Croatia, 2005-2008. Euro Surveill. 2008；13. pii：18843.

11) Tesovic G, Poljak M, Lunar MM, et al. Horizontal transmission of the Leningrad-Zagreb mumps vaccine strain：a report of three cases. Vaccine. 2008；26：1922-5.

12) Atrasheuskaya A, Kulak M, Fisenko EG, et al. Horizontal transmission of the Leningrad-Zagreb mumps vaccine strain：a report of six symptomatic cases of parotitis and one case of meningitis. Vaccine. 2012；30：5324-6.

13) Watson JC, Hadler SC, Dykewicz CA, et al. Measles, mumps, and rubella--vaccine use and strategies for elimination of measles, rubella, and congenital rubella syndrome and control of mumps：recommendations of the Advisory Committee on Immunization Practices (ACIP). MMWR Recomm Rep. 1998；47：1-57.

14) Marin M, Guris D, Chaves SS, et al；Advisory Committee on Immunization Practices, Centers for Disease Control and Prevention (CDC). Prevention of varicella：recommendations of the Advisory Committee on Immunization Practices (ACIP). MMWR Recomm Rep. 2007；56：1-40.

15) Elk Grove Village, IL. Varicella-Zoster Infections. In：Kimberlin DW, Brady MT, Jackson MA, et al (editors). Red Book 2015：Report of the Committee on Infectious Diseases. 30th ed. Illinois：American Academy of Pediatrics；2015. p.846.

16) Mosby LG, Rasmussen SA, Jamieson DJ. 2009 pandemic influenza A (H1N1) in pregnancy：a systematic review of the literature. Am J Obstet Gynecol. 2011；205：10-8.

17) Fiore AE, Uyeki TM, Broder K, et al；Centers for Disease Control and Prevention (CDC). Prevention and control of influenza with vaccines：recommendations of the Advisory Committee on Immunization Practices (ACIP), 2010. MMWR Recomm Rep. 2010；59：1-62.

18) Luteijn JM, Brown MJ, Dolk H. Influenza and congenital anomalies：a systematic review and meta-analysis. Hum Reprod. 2014；29：809-23.

19) Centers for Disease Control and Prevention（CDC）. Maternal and infant outcomes among severely ill pregnant and postpartum women with 2009 pandemic influenza A（H1N1）-United States, April 2009-August 2010. MMWR Morb Mortal Wkly Rep. 2011；60：1193-6.

20) Gonik B, Fasano N, Foster S. The obstetrician-gynecologist's role in adult immunization. Am J Obstet Gynecol. 2002；187：984-8.

21) Grohskopf LA, Sokolow LZ, Broder KR, et al. Prevention and Control of Seasonal Influenza with Vaccines. MMWR Recomm Rep. 2016；65：1-54.

22) Demicheli V, Jefferson T, Al-Ansary LA, et al. Vaccines for preventing influenza in healthy adults. Cochrane Database Syst Rev. 2014；3：CD001269.

23) Thompson MG, Li DK, Shifflett P, et al；Pregnancy and Influenza Project Workgroup. Effectiveness of seasonal trivalent influenza vaccine for preventing influenza virus illness among pregnant women：a population-based case-control study during the 2010-2011 and 2011-2012 influenza seasons. Clin Infect Dis. 2014；58：449-57.

24) Bratton KN, Wardle MT, Orenstein WA, et al. Maternal influenza immunization and birth outcomes of stillbirth and spontaneous abortion：a systematic review and meta-analysis. Clin Infect Dis. 2015；60：e11-9.

25) Steinhoff MC, Omer SB, Roy E, et al. Neonatal outcomes after influenza immunization during pregnancy：a randomized controlled trial. CMAJ. 2012；184：645-53.

26) Omer SB, Goodman D, Steinhoff MC, et al. Maternal influenza immunization and reduced likelihood of prematurity and small for gestational age births：a retrospective cohort study. PLoS Med. 2011；8：e1000441.

27) Fell DB, Sprague AE, Liu N, et al. H1N1 influenza vaccination during pregnancy and fetal and neonatal outcomes. Am J Public Health. 2012；102：e33-40.

28) Legge A, Dodds L, MacDonald NE, et al. Rates and determinants of seasonal influenza vaccination in pregnancy and association with neonatal outcomes. CMAJ. 2014；186：E157-64.

29) Madhi SA, Cutland CL, Kuwanda L, et al；Maternal Flu Trial（Matflu）Team. Influenza vaccination of pregnant women and protection of their infants. N Engl J Med. 2014；371：918-31.

30) Zaman K, Roy E, Arifeen SE, et al. Effectiveness of maternal influenza immunization in mothers and infants. N Engl J Med. 2008；359：1555-64.

31) Eick AA, Uyeki TM, Klimov A, et al. Maternal influenza vaccination and effect on influenza virus infection in young infants. Arch Pediatr Adolesc Med. 2011；165：104-11.

32) Benowitz I, Esposito DB, Gracey KD, et al. Influenza vaccine given to pregnant women reduces hospitalization due to influenza in their infants. Clin Infect Dis. 2010；51：1355-61.

33) Shakib JH, Korgenski K, Presson AP, et al. Influenza in Infants Born to Women Vaccinated During Pregnancy. Pediatrics. 2016；137：pii：e20152360.

34) Nunes MC, Cutland CL, Jones S, et al；Maternal Flu Trial Team. Duration of Infant Protection Against Influenza Illness Conferred by Maternal Immunization：Secondary Analysis of a Randomized Clinical Trial. JAMA Pediatr. 2016；170：840-7.

35) Tapia MD, Sow SO, Tamboura B, et al. Maternal immunisation with trivalent inactivated influenza vaccine for prevention of influenza in infants in Mali：a prospective, active-controlled, observer-blind, randomised phase 4 trial. Lancet Infect Dis. 2016；16：1026-35.

B 海外旅行を予定しているとき

第Ⅳ章
特殊な状況でのワクチン接種

B 海外旅行を予定しているとき

> **ステートメント**
>
> ▶ 固形臓器移植レシピエントは，海外渡航の予定が判明した時点でトラベルクリニックを受診し，渡航に必要なトラベルワクチンを接種することが推奨される。
>
> ▶ 固形臓器移植レシピエントは生ワクチンである黄熱ワクチンを接種できないため，移植後に黄熱ワクチン接種が必要となる地域への渡航が予定されている場合は，移植前に接種しておくことが推奨される。

解 説

　日本人の海外渡航者数は，2016年には年間約1,700万人である[1]。海外の報告によれば，27～35％の固形臓器移植レシピエントが移植後に海外渡航を経験している[2)-4)]。一般人口が途上国へ海外渡航した際の感染リスクは，1ヵ月の渡航期間で100人当たり，A型肝炎が0.03人，腸チフスが0.02人，B型肝炎が0.004人とされる。また罹患した渡航関連感染症のうち，1.5％がワクチンで予防可能な疾患であり，そのワクチンで予防可能な疾患に罹患した場合少なくとも55％で入院加療を必要とする[5)]。固形臓器移植レシピエントの渡航関連感染症のリスクは，渡航したレシピエントの8～29％で医療機関の受診を必要とし[2)-4)]，医療機関を受診した24％で入院を要する[3)]と報告されている。一般人口においてワクチンを接種することにより，各疾患の流行国へ1ヵ月間渡航した場合，その罹患を10万人当たりA型肝炎では300→1人未満，B型肝炎では20～60→2～5人，黄熱は4→0人，チフス3～30→1～10人へと減少できる[6)]。免疫抑制状態にあると渡航関連感染症の罹患リスクが高まるため[7)-9)]，固形臓器移植レシピエントにおいてもトラベルワクチンの接種が推奨されている[10)]。ただし，固形臓器移植レシピエントにトラベルワクチンを接種する場合，ワクチンの接種スケジュールやプロトコールに関して現時点ではコンセンサスが得られたものがない[11)]。代表的なトラベルワクチンは，渡航に関係なく接種している

べき通常のワクチン〔麻疹，B型肝炎ウイルス（hepatitis B virus：HBV）など〕，渡航先に応じて接種が推奨されるワクチン〔A型肝炎ウイルス（hepatitis A virus：HAV），狂犬病，腸チフスなど〕，入国にあたり接種が必要となるワクチン（黄熱，髄膜炎菌など）に分けられる[6]。それらのなかには腸チフスワクチンなど，現時点で日本においては輸入ワクチンとしてのみ使用可能なものも含まれている。黄熱に関しては，固形臓器移植レシピエントは可能であれば黄熱の流行地域への渡航は推奨されないが，移植後に黄熱ワクチンの接種が必要な地域へ渡航する予定が移植前から判明している場合は，黄熱ワクチンが生ワクチンであることを考慮し移植前にワクチンを接種しておくべきである[10]。移植前に黄熱ワクチンを接種した場合，中央値で移植後3年，ワクチン接種後13年の追跡において抗体価の維持は良好であったとの報告がある[12]。固形臓器移植レシピエントに黄熱ワクチンを接種したとする報告もあるが[13) 14]，黄熱ワクチンは生ワクチンであるため原則としては免疫抑制中である固形臓器移植レシピエントには接種できない。また，移植前には渡航予定がなかったが，移植後に黄熱ワクチン接種が必要な地域へ渡航を行う場合には，黄熱ワクチンの接種が不適当とする医師の診断書を必要とする。

　固形臓器移植レシピエントの海外渡航を許可する時期に関して，免疫抑制状態が定常状態となり，感染リスクが低下することから，一般的に移植後6～12ヵ月以降が勧められており，可能であれば移植後12ヵ月以降が推奨されている[11]。これは本ガイドライン第Ⅲ章（p.39）で述べるように，移植後に不活化ワクチン接種を開始する時期を考慮しても妥当だと考えられる。

　トラベルワクチンのなかにはHAVや狂犬病ワクチンのように，通常の接種スケジュールを用いて接種を完遂するまで6ヵ月間の日程を要するワクチンもあるため，移植医は渡航の予定を把握した時点で早期にトラベルクリニックへと紹介することが望ましい。さらに副次的に，トラベルクリニックを受診することはHBVや破傷風などの通常接種しておくべきワクチンを見直すきっかけになるほか，海外渡航時のワクチン以外の方法による渡航関連感染症に対する予防を強化することにもつながる。

　固形臓器移植レシピエントにおいて，トラベルワクチンの臨床的効果を検討した報告はみつけられなかったが，免疫原性に関しては，HAV，髄膜炎菌ワクチンに関して少数の研究が報告されている。HAVワクチンに関しては，腎移植レシピエントでは27～72%[15) 16]，肝移植レシピエントでは26～97%[16)-18]で抗体を獲得できたとされる。また，4価髄膜炎菌ワクチンにおいては，腎移植，肝移植レシピエントに接種した場合，0～27%程度でワクチンの血清学的反応を認めた[19]。

　トラベルワクチンを接種することにより，固形臓器移植レシピエントの渡航関連感染症を予防し，それが予後の改善につながるという報告はないものの，接種における禁忌がなければ，これらに対する予防効果を期待し，固形臓器移植前後のトラベルワクチン接種が推奨される。

B 海外旅行を予定しているとき

文　献

1）法務省. 出入国管理統計. 2016. https://www.e-stat.go.jp/stat-search/files?page=1&layout=datalist&toukei=00250011&tstat=000001012480&cycle=7&year=20160&month=0&tclass1=000001012481（2017 年 8 月 22 日 ア ク セス）

2）Boggild AK, Sano M, Humar A, et al. Travel patterns and risk behavior in solid organ transplant recipients. J Travel Med. 2004；11：37-43.

3）Roukens AH, van Dissel JT, de Fijter JW, et al. Health preparations and travel-related morbidity of kidney transplant recipients traveling to developing countries. Clin Transplant. 2007；21：567-70.

4）Uslan DZ, Patel R, Virk A. International travel and exposure risks in solid-organ transplant recipients. Transplantation. 2008；86：407-12.

5）Boggild AK, Castelli F, Gautret P, et al；Geo Sentinel Surveillance Network. Vaccine preventable diseases in returned international travelers：results from the GeoSentinel Surveillance Network. Vaccine. 2010；28：7389-95.

6）Steffen R, Connor BA. Vaccines in travel health：from risk assessment to priorities. J Travel Med. 2005；12：26-35.

7）Steffen R, Amitirigala I, Mutsch M. Health risks among travelers － need for regular updates. J Travel Med. 2008；15：145-6.

8）Fischer SA, Trenholme GM, Levin S. Fever in the solid organ transplant patient. Infect Dis Clin North Am. 1996；10：167-84.

9）McCarthy AE, Mileno MD. Prevention and treatment of travel-related infections in compromised hosts. Curr Opin Infect Dis. 2006；19：450-5.

10）Kotton CN, Hibberd PL；AST Infectious Diseases Community of Practice. Travel medicine and transplant tourism in solid organ transplantation. Am J Transplant. 2013；13：337-47.

11）Trubiano JA, Johnson D, Sohail A, et al. Travel vaccination recommendations and endemic infection risks in solid organ transplantation recipients. J Travel Med. 2016；23. pii：taw058.

12）Wyplosz B, Burdet C, François H, et al. Persistence of yellow fever vaccine-induced antibodies after solid organ transplantation. Am J Transplant. 2013；13：2458-61.

13）Slifka MK, Hammarlund E, Lewis MW, et al. Antiviral immune response after live yellow fever vaccination of a kidney transplant recipient treated with IVIG. Transplantation. 2013；95：e59-61.

14）Azevedo LS, Lasmar EP, Contieri FL, et al. Yellow fever vaccination in organ transplanted patients：is it safe? A multicenter study. Transpl Infect Dis. 2012；14：237-41.

15）Jeon HJ, Ro H, Jeong JC, et al. Efficacy and safety of hepatitis A vaccination in kidney transplant recipients. Transpl Infect Dis. 2014；16：511-5.

16）Stark K, Günther M, Neuhaus R, et al. Immunogenicity and safety of hepatitis A vaccine in liver and renal transplant recipients. J Infect Dis. 1999；180：2014-7.

17）Andersson D, Castedal M, Friman V. Are liver transplant recipients protected against hepatitis A and B? Transplant Proc. 2013；45：1193-7.

18）Arslan M, Wiesner RH, Poterucha JJ, et al. Safety and efficacy of hepatitis A vaccination in liver transplantation recipients. Transplantation. 2001；72：272-6.

19）Wyplosz B, Derradji O, Hong E, et al. Low immunogenicity of quadrivalent meningococcal vaccines in solid organ transplant recipients. Transpl Infect Dis. 2015；17：322-7.

第Ⅳ章 特殊な状況でのワクチン接種

C 非典型溶血性尿毒症症候群に対するエクリズマブ治療時

ステートメント

▶ 原疾患が非典型溶血性尿毒症症候群(atypical hemolytic uremic syndrome：aHUS)である腎移植レシピエントに対しては，エクリズマブ継続中は5年おきに髄膜炎菌ワクチンを接種する。

▶ 腎移植後にaHUSが診断されたときには，エクリズマブ使用前に髄膜炎菌ワクチンを接種する。エクリズマブ継続中は，5年おきの追加接種が必要である。

解説

　グラム陰性双球菌である髄膜炎菌(*Neisseria meningitidis*)は，飛沫感染，保菌者や感染者からの唾液(ペットボトルの回し飲みや食器類の共有など)で感染し，不顕性感染(鼻咽腔に定着)するか，急激に発症する。潜伏期間は2～10日(平均4日)で，先行する上気道炎症状から敗血症や脳脊髄膜炎を引き起こす。髄膜炎や敗血症などの侵襲性髄膜炎菌感染症(invasive meningococcal disease：IMD)は早期診断が難しく，発症から24時間以内に死に至ることもある[1]。日本国内の致死率は19%である[2]。適切な治療を受けても，生存者の11～19%に広範な組織壊死による四肢切断，麻痺，精神発達障害などの後遺症が残る[3]。

　2013年3月までは髄膜炎菌性髄膜炎のみが5類感染症全数把握疾患として全医師による届け出対象であったが，2013年4月1日からは，髄膜炎に敗血症と菌血症も加えたIMDとして5類感染症全数把握疾患へ変更となった。また，2015年5月21日からは迅速な対応を実施するために，IMDについては5類感染症であっても氏名，住所等が特定できる情報を含む患者情報を最寄りの保健所にただちに届けることになった[4]。

　1999～2004年の報告では，4歳までの乳幼児と15～19歳に患者発生が多かったが[5]，2005～2013年では，青壮年(20歳代，50～60歳代)の患者報告が増加した。また，乳児・高齢者のみな

C 非典型溶血性尿毒症症候群に対するエクリズマブ治療時

らず，15歳〜30歳代が，死亡者全体の半数を占めている[6]。わが国ではまだ比較的少ないIMDであるが，2016年は43例と前年2015年の34例より増加している[7]。

わが国で報告された髄膜炎菌の血清型は，2013年第13週〜2014年第52週では，Yが最も多く，C，B，Wの順であった[2]。

トラベルワクチン以外に接種が推奨される人として，ACIPは成人に対して，寮などで集団生活をする人，髄膜炎菌に曝露される危険性がある微生物研究者，補体欠損症，機能的や外科的に脾臓がない患者，エクリズマブ使用患者に髄膜炎菌ワクチンを推奨している[8][9]。

髄膜炎菌ワクチンには，多糖型ワクチン（meningococcal polysaccharide vaccine：MPSV4）と結合型ワクチン（meningococcal conjugate vaccine：MenACWY）があるが，いずれも日本では未承認であった。結合型ワクチンは，A，C，Y，W群の莢膜多糖体抗原を各種蛋白に結合した製剤である。多糖型ワクチンに比べて，獲得される髄膜炎菌に対する抗体も高値で長続きする。米国では多糖型ワクチンはすでに使用されていない。

以前は輸入ワクチンに頼っていたわが国でも，2014年7月から髄膜炎菌ワクチン（MenACWY）が任意接種として承認され，2015年5月から接種可能となった。国内臨床試験が2〜55歳を対象として実施されていることから，56歳以上の成人に対する安全性および有効性に関するデータはない。しかし，医薬品医療機器等法上の年齢制限はない。

腎移植の前後で問題となるのは，原疾患がaHUSであるときである。エクリズマブの使用は，髄膜炎菌感染症の発症率を1,000〜2,000倍増加させることが知られている[9]。ACIPは，エクリズマブを使用する治療前に4価の髄膜炎菌ワクチンMenACWYと血清群Bに対するワクチンMenBの両方の接種を推奨している。しかしわが国では，MenBは輸入ワクチンとなり接種できない。

わが国では，エクリズマブ使用患者のMenACWY接種は保険適応である。エクリズマブ投与2週間前までにMenACWYを筋肉内接種する。エクリズマブ継続中は，5年ごとの追加接種が必要である[9][10]。

Thrombotic microangiopathy（TMA）を伴うような激しい急性抗体関連型拒絶反応（acute antibody-mediated rejection：acute ABMR）に対する治療に，補体活性経路を抑制するエクリズマブが使用される（わが国では保険適応外）ことがある。短期成績はよい[11]が，長期成績は変わらない[12]。そのようなときにも髄膜炎菌ワクチン接種が必要である。

文　献

1) Thompson MJ, Ninis N, Perera R, et al. Clinical recognition of meningococcal disease in children and adolescents. Lancet. 2006；367：397-403.

2) 国立感染症研究所．侵襲性髄膜炎菌感染症の発生動向，2013年第13週〜2014年第52週．IASR．2015；36：

179-81.

3) Rosenstein NE, Perkins BA, Stephens DS, et al. Meningococcal disease. N Engl J Med. 2001；344：1378-88.

4) 厚生労働省．侵襲性髄膜炎菌感染症 2017［cited 2017 12/4］. 2017. http://www.mhlw.go.jp/bunya/kenkou/kekkaku-kansenshou11/01-05-09-01.html

5) 国立感染症研究所．髄膜炎菌性髄膜炎 1999～2014．IASR．2005；26：33-4.

6) 国立感染症研究所．侵襲性髄膜炎菌感染症 2005 年～2013 年 10 月．IASR．2013；34：361-2.

7) 国立感染症研究所．感染症発生動向調査週報 2016 年第 51・52 週．2016．18（51, 52）：27.

8) Cohn AC, MacNeil JR, Clark TA, et al：Centers for Disease Control and Prevention（CDC）. Prevention and control of meningococcal disease：recommendations of the Advisory Committee on Immunization Practices（ACIP）. MMWR Recomm Rep. 2013；62：1-28.

9) Kim DK, Riley LE, Harriman KH, et al：Advisory Committee on Immunization Practices. Recommended Immunization Schedule for Adults Aged 19 Years or Older, United States, 2017. Ann Intern Med. 2017；166：209-19.

10) CDC. Epidemiology and Prevention of Vaccine-Preventable Diseases 13th ed. Washington D.C.：Public Health Foundation：2015.

11) Stegall MD, Diwan T, Raghavaiah S, et al. Terminal complement inhibition decreases antibody-mediated rejection in sensitized renal transplant recipients. Am J Transplant. 2011；11：2405-13.

12) Cornell LD, Schinstock CA, Gandhi MJ, et al. Positive crossmatch kidney transplant recipients treated with eculizumab：outcomes beyond 1 year. Am J Transplant. 2015；15：1293-302.

D 肝移植後のB型肝炎ウイルス再活性化対策

第Ⅳ章
特殊な状況でのワクチン接種

 D 肝移植後のB型肝炎ウイルス再活性化対策

ステートメント

▶ HBs抗原陽性レシピエントにおける肝移植後には核酸アナログ製剤と抗HBs人免疫グロブリン (hepatitis B immunoglobulin：HBIG) 併用によるB型肝炎ウイルス (hepatitis B virus：HBV) 再活性化予防が有効である。

▶ HBs抗原陰性・HBc抗体陽性ドナーからの肝移植後のレシピエントのHBV再活性化予防のために，核酸アナログ製剤またはHBIG投与が行われる。

▶ 肝移植後HBV再活性化予防のためのHBVワクチン投与の有効性は確立していない。

解説

　肝移植後のB型肝炎ウイルス (hepatitis B virus：HBV) 対策は特殊であり，HBV再活性化が問題となる2つの異なる病態に対する対策が必要となる。1つは，HBs抗原陽性レシピエントにおける肝移植後のHBV再活性化，もう1つは，HBs抗原陰性・HBc抗体陽性ドナーからの肝移植後のレシピエントにおけるHBV再活性化である。HBs抗原陽性レシピエントにおける肝移植後のB型肝炎再活性化は，HBs抗原陽性の肝硬変や肝癌，あるいは急性肝不全など，HBV陽性の肝疾患症例に対する肝移植後に問題となる。HBVが多量に存在するレシピエントの肝臓は摘出されるが，ドナーから移植されたグラフト肝に血中のHBVが新たに感染し，免疫抑制薬などの影響によりHBVが再活性化する。一方，HBs抗原陰性・HBc抗体陽性ドナーからの肝移植後のレシピエントにおけるB型肝炎活性化は，ドナーの肝臓内に潜伏感染している少量のHBVがグラフト肝とともにレシピエントに移植され，術後の免疫抑制薬投与によりレシピエント体内でHBVが増殖し活性化することにより生じる。いずれの場合も，他の臓器移植後のHBV活性化の病態とは異なり，その対策も特殊である。

　HBs抗原陽性レシピエントにおける肝移植後のB型肝炎再活性化対策としては，移植前に核

酸アナログ製剤の内服を開始し，術中から抗 HBs 人免疫グロブリン（hepatitis B immunoglobulin：HBIG）を投与，術後は核酸アナログ製剤と HBIG の併用を行うのが標準的予防法となっている[1)2)]。この核酸アナログ製剤・HBIG 併用予防法によって，術前の HBV DNA 量に関係なく移植後の B 型肝炎の再発は 0～10％ときわめて低く抑えられ，HBs 抗原陽性レシピエントに対する肝移植後の予後は他の疾患と比較して良好となっている。しかしながら，核酸アナログ製剤の種類や HBIG の投与量などについては確立されておらず，各施設独自のプロトコールで行われているのが現状である。また，現在の予防法では核酸アナログ製剤や HBIG を生涯にわたり投与する必要があり，それらの経済的負担，長期投与の安全性の問題，耐性変異株出現の可能性，頻回の通院や血液検査モニタリングの必要性，妊婦への投与時の胎児に対する影響の問題など，いくつかの問題点が残されている。さらに，HBIG はヒト血液を原料とするため，供給量に限りがある。これらの問題に対し，HBs 抗原陽性レシピエントの肝移植後に HBV ワクチンを投与することによって能動免疫を誘導し，HBIG の減量や中止をしようとする試みがなされており，多数報告されている[3)-22)]。しかしながら，これらの報告間で，使用するワクチンの種類，投与量，投与間隔，投与開始時期，免疫抑制療法，アジュバントの有無などが異なっている。そのため，HBV ワクチンの効果も報告間で大きく異なり，高力価の HBs 抗体が獲得できたワクチン反応例は 0～80％とされている。もともと HBV 持続感染状態であったこと，免疫抑制薬使用中であることもあり，大部分の報告でその効果は低く，現時点では確立された HBV 予防法とはなっていない。

　HBs 抗原陰性・HBc 抗体陽性ドナーからの肝移植後のレシピエントにおける B 型肝炎活性化対策はまだ十分に確立されておらず，各施設でさまざまな HBV 活性化予防法が試みられている[23)24)]。日本では，HBIG の単独投与にて予防を行っている施設が多い。術中無肝期より投与開始し，移植後も HBs 抗体価を維持するよう継続投与を行う。HBIG の投与量や維持する HBs 抗体価は施設間で違いがあり，また HBIG と核酸アナログ製剤を併用している施設，核酸アナログ製剤単独で予防している施設もある。HBIG 単独の予防策にて短期的には HBV 活性化予防が可能であったが，長期経過後には HBs 抗体エスケープ変異株の出現などによる HBV 活性化の問題が出てきており，最適な予防策はまだ確立していないのが現状である。システマティックレビューの結果では，HBV 活性化率は，ラミブジン単独投与で 2.6％，HBIG 単独投与で 19％，両者併用で 2.8％と報告され，ラミブジン単独投与が勧められている[23)]。HBs 抗原陰性・HBc 抗体陽性ドナーからの肝移植前後のレシピエントへの HBV ワクチン投与による能動免疫の誘導の試みもなされている。肝移植前の HBV ワクチン投与については，肝硬変例に対する HBV ワクチンの効果が低いこと[25)-27)]，肝移植前の HBV ワクチン投与にて HBs 抗体を獲得した例においても移植後に HBV 予防策を行わないと HBV 再活性化が生じた報告があることから[23)28)]，肝移植前の HBV ワクチン投与の効果は確立していない。肝移植後の HBV ワクチン投与についても多数報告されているが，上記の HBs 抗原陽性レシピエントの肝移植後と同様に，その方法はさ

D 肝移植後のB型肝炎ウイルス再活性化対策

まざまであり，効果についても高力価の HBs 抗体が獲得できたワクチン反応例は 40～92％と報告間で大きく異なる[9)18)22)29)-33)]。HBV ワクチン投与後の HBV 活性化例も報告されている。HBV ワクチン投与によって HBIG の減量や中止が可能となる例が多く報告されていることから，有効な予防法の 1 つとなることが期待されるが，いまだ標準的な対策とはなっていない。

文　献

1) Cholongitas E, Goulis J, Akriviadis E, et al. Hepatitis B immunoglobulin and/or nucleos (t) ide analogues for prophylaxis against hepatitis b virus recurrence after liver transplantation : a systematic review. Liver Transpl. 2011 ; 17 : 1176-90.

2) Cholongitas E, Papatheodoridis GV. High genetic barrier nucleos (t) ide analogue (s) for prophylaxis from hepatitis B virus recurrence after liver transplantation : a systematic review. Am J Transplant. 2013 ; 13 : 353-62.

3) Angelico M, Di Paolo D, Trinito MO, et al. Failure of a reinforced triple course of hepatitis B vaccination in patients transplanted for HBV-related cirrhosis. Hepatology. 2002 ; 35 : 176-81.

4) Bauer T, Gunther M, Bienzle U, et al. Vaccination against hepatitis B in liver transplant recipients : pilot analysis of cellular immune response shows evidence of HBsAg-specific regulatory T cells. Liver Transpl. 2007 ; 13 : 434-42.

5) Bienzle U, Gunther M, Neuhaus R, et al. Immunization with an adjuvant hepatitis B vaccine after liver transplantation for hepatitis B-related disease. Hepatology. 2003 ; 38 : 811-9.

6) Di Paolo D, Lenci I, Cerocchi C, et al. One-year vaccination against hepatitis B virus with a MPL-vaccine in liver transplant patients for HBV-related cirrhosis. Transpl Int. 2010 ; 23 : 1105-12.

7) Di Paolo D, Lenci I, Trinito MO, et al. Extended double-dosage HBV vaccination after liver transplantation is ineffective, in the absence of lamivudine and prior wash-out of human Hepatitis B immunoglobulins. Dig Liver Dis. 2006 ; 38 : 749-54.

8) Feng L, Niu Y, Chen H, et al. Immunogenicity of different hepatitis B virus vaccination schedules in liver transplant recipients. Hepatol Res. 2013 ; 43 : 495-501.

9) Ishigami M, Kamei H, Nakamura T, et al. Different effect of HBV vaccine after liver transplantation between chronic HBV carriers and non-HBV patients who received HBcAb-positive grafts. J Gastroenterol. 2011 ; 46 : 367-77.

10) Karasu Z, Ozacar T, Akarca U, et al. HBV vaccination in liver transplant recipients : not an effective strategy in the prophylaxis of HBV recurrence. J Viral Hepat. 2005 ; 12 : 212-5.

11) Lo CM, Lau GK, Chan SC, et al. Efficacy of a pre-S containing vaccine in patients receiving lamivudine prophylaxis after liver transplantation for chronic hepatitis B. Am J Transplant. 2007 ; 7 : 434-9.

12) Lo CM, Liu CL, Chan SC, et al. Failure of hepatitis B vaccination in patients receiving lamivudine prophylaxis after liver transplantation for chronic hepatitis B. J Hepatol. 2005 ; 43 : 283-7.

13) Rosenau J, Hooman N, Rifai K, et al. Hepatitis B virus immunization with an adjuvant containing vaccine after liver transplantation for hepatitis B-related disease : failure of humoral and cellular immune response. Transpl Int. 2006 ; 19 : 828-33.

14) Sanchez-Fueyo A, Rimola A, Grande L, et al. Hepatitis B immunoglobulin discontinuation followed by hepatitis B virus vaccination : A new strategy in the prophylaxis of hepatitis B virus recurrence after liver transplantation. Hepatology. 2000 ; 31 : 496-501.

15) Starkel P, Stoffel M, Lerut J, et al. Response to an experimental HBV vaccine permits withdrawal of HBIg

prophylaxis in fulminant and selected chronic HBV-infected liver graft recipients. Liver Transpl. 2005；11：1228-34.

16） Tahara H, Tanaka Y, Ishiyama K, et al. Successful hepatitis B vaccination in liver transplant recipients with donor-specific hyporesponsiveness. Transpl Int. 2009；22：805-13.

17） Takaki A, Yagi T, Yasunaka T, et al. Which patients respond best to hepatitis B vaccination after a hepatitis B virus-related liver transplantation? J Gastroenterol. 2013；48：1373-83.

18） Togashi J, Akamatsu N, Sugawara Y, et al. One-year extended, monthly vaccination prophylaxis combined with hepatitis B immune globulin for hepatitis B after liver transplantation. Hepatol Res. 2016；46：E51-9.

19） Usui M, Sugimoto K, Kato H, et al. Discontinuation of Hepatitis B Immunoglobulin by Long-term Hepatitis B Vaccine Inoculation in Preventing Hepatitis B Recurrence After Liver Transplantation. Transplant Proc. 2016；48：1179-83.

20） Weber NK, Forman LM, Trotter JF. HBIg discontinuation with maintenance oral anti-viral therapy and HBV vaccination in liver transplant recipients. Dig Dis Sci. 2010；55：505-9.

21） Yamashiki N, Sugawara Y, Tamura S, et al. Double-dose double-phase use of second generation hepatitis B virus vaccine in patients after living donor liver transplantation：Not an effective measure in transplant recipients. Hepatol Res. 2009；39：7-13.

22） Yoshizawa A, Yamashiki N, Ueda Y, et al. Long-term efficacy of hepatitis B vaccination as post-transplant prophylaxis in hepatitis B surface antigen（HBsAg）positive recipients and HBsAg negative recipients of anti-hepatitis B core positive grafts. Hepatol Res. 2016；46：541-51.

23） Cholongitas E, Papatheodoridis GV, Burroughs AK. Liver grafts from anti-hepatitis B core positive donors：a systematic review. J Hepatol. 2010；52：272-9.

24） Saab S, Waterman B, Chi AC, et al. Comparison of different immunoprophylaxis regimens after liver transplantation with hepatitis B core antibody-positive donors：a systematic review. Liver Transpl. 2010；16：300-7.

25） Carey W, Pimentel R, Westveer MK, et al. Failure of hepatitis B immunization in liver transplant recipients：results of a prospective trial. Am J Gastroenterol. 1990；85：1590-2.

26） Van Thiel DH, el-Ashmawy L, Love K, et al. Response to hepatitis B vaccination by liver transplant candidates. Dig Dis Sci. 1992；37：1245-9.

27） Villeneuve E, Vincelette J, Villeneuve JP. Ineffectiveness of hepatitis B vaccination in cirrhotic patients waiting for liver transplantation. Can J Gastroenterol. 2000；14 Suppl B：59B-62B.

28） Chen YS, Wang CC, de Villa VH, et al. Prevention of de novo hepatitis B virus infection in living donor liver transplantation using hepatitis B core antibody positive donors. Clin Transplant. 2002；16：405-9.

29） Kwon CH, Suh KS, Yi NJ, et al. Long-term protection against hepatitis B in pediatric liver recipients can be achieved effectively with vaccination after transplantation. Pediatr Transplant. 2006；10：479-86.

30） Lee KW, Lee DS, Lee HH, et al. Prevention of de novo hepatitis B infection from HbcAb-positive donors in living donor liver transplantation. Transplant Proc. 2004；36：2311-2.

31） Lin CC, Chen CL, Concejero A, et al. Active immunization to prevent de novo hepatitis B virus infection in pediatric live donor liver recipients. Am J Transplant. 2007；7：195-200.

32） Park JB, Kwon CH, Lee KW, et al. Hepatitis B virus vaccine switch program for prevention of de novo hepatitis B virus infection in pediatric patients. Transpl Int. 2008；21：346-52.

33） Soejima Y, Ikegami T, Taketomi A, et al. Hepatitis B vaccination after living donor liver transplantation. Liver Int. 2007；27：977-82.

第 V 章
固形臓器移植患者の周囲に対する注意

第V章

固形臓器移植患者の周囲に対する注意

ステートメント

▶ 固形臓器移植患者の同居家族や医療関係者は，麻疹風疹混合ワクチン（MRワクチン），水痘ワクチン，おたふくかぜワクチン，インフルエンザワクチン，ロタウイルスワクチンなど，接種可能なワクチンは積極的に接種しておくのが望ましい。

▶ きわめてまれではあるが，水痘ワクチン，おたふくかぜワクチン，ロタウイルスワクチンなどはワクチン株によるウイルス感染症が水平感染することが報告されている。同居家族や医療関係者が水痘ワクチンを接種した後に発疹が出た場合は，接触を避けたほうが望ましい。また，同居家族がロタウイルスワクチンを受けた場合は，接種後1ヵ月以内はウイルス排泄が持続している可能性があるため，おむつ交換を避けるか，やむを得ず行う場合は十分な手洗いを行うか手袋をして扱うなど，注意をしたほうがよい。

解　説

　固形臓器移植患者は，感染症が重症化するリスクが高い。また，感染症は，拒絶や臓器機能障害の原因にもなり得る。そのため，接種可能なワクチンはできるだけ移植前に済ませておき，移植後もインフルエンザワクチンなど不活化ワクチンは積極的に接種して，感染症を予防しておくことが望ましいことは言うまでもない。また，水痘，流行性耳下腺炎，インフルエンザなどの感染症は家族や医療関係者からの感染が少なくないため，同居家族や医療関係者も接種可能なワクチンは積極的に接種しておくのが望ましい[1)-5)]。同居家族や医療関係者は，インフルエンザワクチンを毎年接種するのが望ましい。また，麻疹風疹混合ワクチン（MRワクチン），水痘ワクチン，おたふくかぜワクチン，ロタウイルスワクチン（乳児）なども，少なくとも一度は接種しておくべきである。これまで，水痘ワクチン，おたふくかぜワクチン，ロタウイルスワクチンおよびポリオ生ワクチンでワクチン株による水平感染が証明されているが，固形臓器移植患者の同居家族や医療関係者へのワクチン接種の有無と，固形臓器移植患者の感染症の罹患率を検討した文献は見

当たらなかった。

水痘ワクチン後の発疹出現の頻度は，健常人で0.01～0.02％と報告されている[6]-[8]。また，Sharrarらは，水痘ワクチン後に発疹が出現した1,349名中，水平感染疑いが92名（6.8％）で，このうち水疱内容液の評価を行えた患者の約10％にワクチン株が証明されたとしている[6]。すなわち，水痘ワクチン後に発疹が出現した患者の水平感染率は約1％と推測される。一方で，水痘ワクチン後に発疹が出現した白血病小児患者88名のうち，11名（13％）でその同胞にワクチン株の水痘を発症したとの報告もあり[9]，ワクチン株による水痘発疹の水平感染率は不明である。現在までに，水痘ワクチン株による水平感染の症例報告は7名あるが〔第Ⅶ章 表3参照(p.83)〕[6][7][10]-[13]，固形臓器移植患者の報告は見当たらなかった。固形臓器移植患者の同居家族や医療関係者が水痘ワクチン後に水痘発疹が出現した場合，水平感染の恐れがあるため接触は避けたほうが望ましい。ただし，ワクチン株は野生株よりもはるかに弱毒化されており，伝染力は弱く水平感染率も低いため，固形臓器移植患者の同居家族や医療関係者への水痘ワクチンは許容でき，むしろ野生株の感染を予防するため積極的に水痘ワクチンの接種をすべきである。

おたふくかぜワクチンによる耳下腺腫脹の水平感染も報告されているが，その頻度は不明である〔第Ⅶ章 表4参照(p.84)〕[14]-[18]。固形臓器移植患者の報告は見当たらなかった。固形臓器移植患者の同居家族や医療関係者がおたふくかぜワクチン後に耳下腺腫脹が出現した場合，水平感染の恐れがあるが，流行性耳下腺炎は飛沫感染であり，ワクチン株で伝染力は弱いため，固形臓器移植患者の同居家族や医療関係者へのおたふくかぜワクチンは野生株の感染を予防するために積極的に行ったほうがよいと思われる。

麻疹については，4歳男児に麻疹・おたふくかぜ・風疹混合（MMR）ワクチンを接種して麻疹様症状を発症し，その後8ヵ月の妹に水平感染したという1例のみ報告されている[19]が，本報告ではウイルス株の証明がされていない。ただし，麻疹ワクチン接種後に麻疹様症状を起こした14ヵ月男児の咽頭や尿から麻疹ウイルスが検出されたという報告がある[20]。風疹のワクチン株の水平感染の報告はない。以上より，MRワクチン接種後の水平感染の可能性はないか，あってもその頻度はきわめて低いものと推測される。

ロタウイルスワクチンを接種した健常乳児の20～90％で，便へのウイルス排泄が認められることが報告されている[21]-[24]。ウイルス量のピークは6～8日[21]や7日以内[24]と報告されており，排泄は約1ヵ月続くとされる[24][25]。ワクチンを接種した乳児からの水平感染についても報告されており[23][25]-[29]，その頻度は2.6％[23]，18％[28]などの報告があるが，正確には不明である。同居家族にロタウイルスワクチンを接種して，固形臓器移植患者に水平感染を起こしたという報告は見当たらなかった。固形臓器移植患者の同居家族がロタウイルスワクチンを受けた場合は，接種後1ヵ月以内はウイルス排泄が持続している可能性があるため，おむつ交換を避けるか，やむを得ず行う場合は十分な手洗いを行うか手袋をして扱うなど，注意をしたほうがよい。しかしながら，同居家族へのロタウイルスワクチンの接種そのものは，野生株の感染を予防するという観点から

許容され，むしろ積極的に行ってよい。

　なお，ポリオウイルスは，現在わが国では不活化ワクチンとして定期接種の 4 種混合に組み込まれている。固形臓器移植患者の同居家族にポリオワクチンを接種する場合も不活化ワクチンを選択すべきで，経口の生ワクチンは水平感染の報告があるため接種すべきでない[1)-5)]。

文　献

1) Kimberlin DW, Brady MT, Jackson MA, et al (editors). Red Book：2015 Report of the Committee on Infectious Disease. Illinois：American Academy of Pediatrics；2015.

2) Rubin LG, Levin MJ, Ljungman P, et al；Infectious Diseases Society of America. 2013 IDSA clinical practice guideline for vaccination of the immunocompromised host. Clin Infect Dis. 2014；58：e44-100.

3) Danziger-Isakov L, Kumar D；AST Infectious Diseases Community of Practice.Vaccination in solid organ transplantation. Am J Transplant. 2013；13 Suppl 4：311-7.

4) Kim YJ, Kim SI. Vaccination strategies in patients with solid organ transplant：evidences and future perspectives. Clin Exp Vaccine Res. 2016；5：125-31.

5) Miyairi I, Funaki T, Saitoh A. Immunization practices in solid organ transplant recipients. Vaccine. 2016；34：1958-64.

6) Sharrar RG, LaRussa P, Galea SA, et al. The postmarketing safety profile of varicella vaccine. Vaccine. 2000；19：916-23.

7) Galea SA, Sweet A, Beninger P, et al. The safety profile of varicella vaccine：a 10-year review. J Infect Dis. 2008；197 Suppl 2：S165-9.

8) Chaves SS, Haber P, Walton K, et al. Safety of varicella vaccine after licensure in the United States：experience from reports to the vaccine adverse event reporting system, 1995-2005. J Infect Dis. 2008；197 Suppl 2：S170-7.

9) Tsolia M, Gershon AA, Steinberg SP, et al. Live attenuated varicella vaccine：evidence that the virus is attenuated and the importance of skin lesions in transmission of varicella-zoster virus. National Institute of Allergy and Infectious Diseases Varicella Vaccine Collaborative Study Group. J Pediatr. 1990；116：184-9.

10) Salzman MB, Sharrar RG, Steinberg S, et al. Transmission of varicella-vaccine virus from a healthy 12-month-old child to his pregnant mother. J Pediatr. 1997；131：151-4.

11) Grossberg R, Harpaz R, Rubtcova E, et al. Secondary transmission of varicella vaccine virus in a chronic care facility for children. J Pediatr. 2006；148：842-4.

12) Brunell PA, Argaw T. Chickenpox attributable to a vaccine virus contracted from a vaccinee with zoster. Pediatrics. 2000；106：E28.

13) Otsuka T, Gomi Y, Inoue N, et al. Transmission of varicella vaccine virus, Japan. Emerg Infect Dis. 2009；15：1702-3.

14) Sawada H, Yano S, Oka Y, et al. Transmission of Urabe mumps vaccine between siblings. Lancet. 1993；342：371.

15) Kaic B, Gjenero-Margan I, Aleraj B, et al. Transmission of the L-Zagreb mumps vaccine virus, Croatia, 2005-2008. Euro Surveill. 2008；13：pii：18843.

16) Tesović G, Poljak M, Lunar MM, et al. Horizontal transmission of the Leningrad-Zagreb mumps vaccine strain：a report of three cases. Vaccine. 2008；26：1922-5.

17) Atrasheuskaya AV, Neverov AA, Rubin S, et al. Horizontal transmission of the Leningrad-3 live attenuated mumps vaccine virus. Vaccine. 2006；24：1530-6.

18) Atrasheuskaya A, Kulak M, Fisenko EG, et al. Horizontal transmission of the Leningrad-Zagreb mumps vaccine strain：a report of six symptomatic cases of parotitis and one case of meningitis. Vaccine. 2012；30：5324-6.

19) Millson DS. Brother-to-sister transmission of measles after measles, mumps, and rubella immunisation. Lancet. 1989；1：271.

20) Kaic B, Gjenero-Margan I, Aleraj B, et al. Spotlight on measles 2010：excretion of vaccine strain measles virus in urine and pharyngeal secretions of a child with vaccine associated febrile rash illness, Croatia, March 2010. Euro Surveill. 2010；15：pii：19652.

21) Yen C, Jakob K, Esona MD, et al. Detection of fecal shedding of rotavirus vaccine in infants following their first dose of pentavalent rotavirus vaccine. Vaccine. 2011；29：4151-5.

22) Smith CK, McNeal MM, Meyer NR, et al. Rotavirus shedding in premature infants following first immunization. Vaccine. 2011；29：8141-6.

23) Dennehy PH, Brady RC, Halperin SA, et al：North American Human Rotavirus Vaccine Study Group. Comparative evaluation of safety and immunogenicity of two dosages of an oral live attenuated human rotavirus vaccine. Pediatr Infect Dis J. 2005；24：481-8.

24) Phua KB, Quak SH, Lee BW, et al. Evaluation of RIX4414, a live, attenuated rotavirus vaccine, in a randomized, double-blind, placebo-controlled phase 2 trial involving 2464 Singaporean infants. J Infect Dis. 2005；192 Suppl 1：S6-16.

25) Hsieh YC, Wu FT, Hsiung CA, et al. Comparison of virus shedding after lived attenuated and pentavalent reassortant rotavirus vaccine. Vaccine. 2014；32：1199-204.

26) Anderson EJ. Rotavirus vaccines：viral shedding and risk of transmission. Lancet Infect Dis. 2008；8：642-9.

27) Payne DC, Edwards KM, Bowen MD, et al. Sibling transmission of vaccine-derived rotavirus（RotaTeq）associated with rotavirus gastroenteritis. Pediatrics. 2010；125：e438-41.

28) Rivera L, Peña LM, Stainier I, et al. Horizontal transmission of a human rotavirus vaccine strain － a randomized, placebo-controlled study in twins. Vaccine. 2011；29：9508-13.

29) Hemming M, Vesikari T. Detection of rotateq vaccine-derived, double-reassortant rotavirus in a 7-year-old child with acute gastroenteritis. Pediatr Infect Dis J. 2014；33：655-6.

第VI章
予防接種の副反応と救済措置

第VI章

予防接種の副反応と救済措置

ステートメント

▶ アナフィラキシー反応や重度の神経学的合併症を発症したときを除いて，ワクチン接種が禁忌となることはきわめてまれである。

▶ 緊急対応を必要とするアナフィラキシーショックを見逃さないために，ワクチン接種後 15〜30 分は患者の状態を観察しておく必要がある。

▶ 麻疹，風疹，水痘，おたふくかぜ生ワクチン，B 型肝炎 (hepatitis B virus：HBV) ワクチン，インフルエンザワクチン，23 価肺炎球菌多糖型ワクチン (23-valent pneumococcal polysaccharide vaccine：PPV23)，髄膜炎菌ワクチン接種については，医薬品副作用被害救済制度の対象になる。

▶ 輸入ワクチンや 64 歳以下への 13 価肺炎球菌結合型ワクチン (13-valent pneumococcal conjugate vaccine：PCV13) 接種は，医薬品副作用被害救済制度の対象にならないため，患者への説明と，適応外接種の同意取得が必要である。

解　説

予防接種の副反応

　ワクチン接種により，アナフィラキシー反応や重度の神経学的合併症(脳炎，脳症，けいれん)などの有害事象が起きたときは，そのワクチン接種は禁忌となる。しかし，ワクチン接種が禁忌となることはきわめてまれである。軽症な疾患，軽度発熱，抗菌薬使用中，以前のワクチン接種による軽度局所反応などは予防接種に対する禁忌ではない。

　ウイルスや細菌の毒性を弱めて病原性をなくしたものが生ワクチン，ウイルスや細菌をホルマリンなどで処理し病原性をなくした病原体ないしその成分で作られる不活化ワクチン，細菌のもつ毒素を取り出し，毒性をなくして免疫原性だけを残したトキソイドである。これら以外にワクチンに含まれるものとして，鶏卵(黄熱ワクチン，インフルエンザワクチンは鶏卵中で増殖，麻疹風疹混合(MR)ワクチンはニワトリ胚初代培養細胞で増殖)，カゼイン(ワクチンによっては，

製造中に牛乳中の蛋白カゼインを使用），酵母（HBV ワクチンは酵母から産生），抗菌薬（麻疹，風疹，MR，おたふくかぜ，水痘ワクチンはエリスロマイシン，カナマイシンが添加），防腐剤（アルミニウム，チメロサール，フェノキシエタノール）がある。日本人はワクチンに含まれるゼラチンへのアレルギー反応の発症頻度が高かった[1]が，現在ではわが国のワクチンにゼラチンは含有されていない。

ワクチン接種後には，これらワクチン構成物に対する反応（即時型や遅延型），接種による血管迷走神経反射の副反応が起きる可能性がある。

通常 1 時間以内（数分以内でも）に起こる IgE が関与した即時型反応では，紅潮，かゆみ，蕁麻疹，血管浮腫を含む皮膚症状，鼻汁，鼻づまり，声質の変化，喉の閉塞や窒息感，喘鳴，咳，呼吸困難などの呼吸器症状，失神，精神状態の変化，動悸，血圧低下を含む心血管症状が起きる。

IgE が関与した最も重いアレルギー反応がアナフィラキシーである。アナフィラキシーは急激に発症して死亡の原因となりうるアレルギー反応と定義されるが，ワクチン接種で起きる可能性は 100 万回接種当たり 0.65～1.31 回と非常にまれである[2][3]。アナフィラキシーは接種後 30 分以内に起きるのが一般的である[4][5]。これ以降も起きる可能性があるが症状は軽くなる。アナフィラキシーショックに対する緊急対応をする[6]。ワクチン接種後 15～30 分は患者の状態を観察しておく必要がある。

接種から数時間から数日で起こる遅延型反応では，IgE が関与することはまれである。発熱や局所の腫脹から，まれな反応までさまざまである。

発熱や過敏症はワクチン接種後に一般的なことであり，将来の同じワクチン接種を排除してはいけない[7]。接種部位の腫脹や発赤もよくあることであり，自然に回復する。発熱と同様に，将来の同じワクチン接種を排除してはいけない[7]。痛みや腫脹がひどいときには，患部を冷却してアセトアミノフェンや非ステロイド性抗炎症薬（non-steroidal anti inflammatory drugs：NSAIDs）を使用する。発赤，発熱，倦怠感，多発筋肉痛，多発関節炎を含む血清病が起きることがある。同じワクチンを再接種時に，再接種から 1～2 週間で起こりやすい。まれな反応として脳症がある。重い副反応が起こしたワクチンは将来の追加接種は禁忌である[7]。

もともと血管迷走神経反射に敏感な患者は，ワクチン投与により血管収縮反応による失神を誘発し得る。アナフィラキシー反応では頻脈になるのに対して，血管迷走神経反射では徐脈になるのが特徴的である。ワクチン接種により失神したことがある患者に対しては，臥位でワクチン接種を行う[8]。

予防接種を希望する者がその効果および副反応ならびに必要性を理解しているか，予防接種不適当者に該当しないか，当日の体調がよいかは予診で把握する。

対象者の接種前診察（視診および聴診）は全員に実施する。接種を行う医療機関（施設）で測定した 37.5℃以上で規定される発熱を認めたときには接種を延期する。接種後に何らかの症状が出た場合に，それがワクチンの副反応なのか，それとも接種前からかかっていた感染症の症状なのか，

判断することが難しいためである。また，同じ理由で，インフルエンザ，麻疹，風疹，水痘，流行性耳下腺炎，サイトメガロウイルス感染症などのウイルス性疾患にかかったときは，回復を待って接種する。麻疹に関しては治癒後4週間，風疹，水痘・帯状疱疹，流行性耳下腺炎は治癒後2〜4週間，その他のウイルス性疾患（インフルエンザやサイトメガロウイルスなど）では治癒後1〜2週間の間隔が必要である。

　ただし，ステロイド薬内服中の臓器移植患者の発熱はマスクされるために注意が必要である。
　また，家族が最近これらの感染症にかかった場合は，潜伏期間などを踏まえて慎重に判断する。
　予診と接種前診察する目的は，接種による有害事象を最小限にするためである。そのような努力にもかかわらず重い副反応により重度の健康被害が起きたときには，保証を受けることができるときがある。

予防接種に対する救済措置

　定期接種では，予防接種法に基づいて予防接種健康被害救済制度による給付を受けることができる。市町村へ給付を申請し，送付を受けた厚生労働省が疾病・障害認定審査会に意見聴取し，審査を行う。審査の結果を受けて，定期接種した市町村から支給の可否が伝えられる。

　ほとんどすべてが任意接種となる成人臓器移植前後患者へのワクチン接種では，医薬品医療機器総合機構法に基づいて医薬品副作用被害救済制度による給付を受けることができる。医薬品医療機器総合機構へ給付を申請し，送付を受けた厚生労働大臣が薬事・食品衛生審議会に意見聴取し，審査を行う。審査の結果を受けて，医薬品医療機器総合機構から支給の可否が伝えられる。支給されるのは入院治療を必要とする程度の副作用があるときである。

　医療費，医療手当，葬祭料は定期接種の予防接種健康被害救済制度と同じ水準であるが，障害年金，障害児養育年金，遺族年金，遺族一時金は支給額が異なる。死亡一時金は大きく異なる。給付を請求するときには，接種を行った医師の診断書と副反応の治療を行った医師の診断書が必要となる。ワクチン接種をした医師の名前とともに，ワクチンの種類と投与量，接種部位と接種方法，接種日，メーカー名とロット番号，接種場所の記録が必要である。また，予防接種による健康被害またはその疑いのある患者を診察した医師は，患者や家族から問診した内容，主要症状，接種局所の変化等をカルテに詳細に記載しておく必要がある。

　予防接種法第12条第1項の規定に基づき，ワクチンに関連する有害事象は，予防接種後副反応疑い報告書（http://www.mhlw.go.jp/bunya/kenkou/kekkaku-kansenshou20/hukuhannou_houkoku/dl/youshiki_01.pdf）を使用して，
（独）医薬品医療機器総合機構安全第一部情報管理課
〒100-0013　東京都千代田区霞が関3-3-2　新霞が関ビル
FAX：0120-176-146

に報告しなければならない（http://www.pmda.go.jp/files/000214380.pdf）。

　抗体未獲得，獲得していても抗体価低値である成人移植レシピエントに対する HBV，水痘，風疹，麻疹，おたふくかぜワクチンや，インフルエンザワクチン接種，65歳未満への PPV23，65歳以上への PCV13，髄膜炎菌ワクチン（MenACWY）接種がこれに該当する（定期接種である65歳以上の移植レシピエントへの PPV23 接種は，予防接種法に基づいて予防接種健康被害救済制度による給付の対象）。

　国内承認ワクチンであっても，適応外使用をする場合には，医薬品医療機器総合機構法に基づいて医薬品副作用被害救済制度は適応されない。65歳未満の移植患者への PCV13 接種がこれに該当する。移植前後に世界で推奨されているワクチンであっても，接種前に患者へのきちんとした説明と同意書の取得が必要である。

　国内未承認ワクチンの接種も，予防接種法に基づいて予防接種健康被害救済制度や，医薬品医療機器総合機構法に基づいて医薬品副作用被害救済制度は適応されない。

　世界で安全性が確立されたワクチンであっても，国による保証がないことを認識したうえで接種するかの判断をすべきである。

文　献

1)　Kumagai T, Yamanaka T, Wataya Y, et al. A strong association between HLA-DR9 and gelatin allergy in the Japanese population. Vaccine. 2001；19：3273-6.

2)　Bohlke K, Davis RL, Marcy SM, et al. Risk of anaphylaxis after vaccination of children and adolescents. Pediatrics. 2003；112：815-20.

3)　McNeil MM, Weintraub ES, Duffy J, et al. Risk of anaphylaxis after vaccination in children and adults. J Allergy Clin Immunol. 2016；137：868-78.

4)　Patja A, Makinen-Kiljunen S, Davidkin I, et al. Allergic reactions to measles-mumps-rubella vaccination. Pediatrics. 2001；107：E27.

5)　Cheng DR, Perrett KP, Choo S, et al. Pediatric anaphylactic adverse events following immunization in Victoria, Australia from 2007 to 2013. Vaccine. 2015；33：1602-7.

6)　Simons KJ, Simons FE. Epinephrine and its use in anaphylaxis：current issues. Curr Opin Allergy Clin Immunol. 2010；10：354-61.

7)　National Center for Immunization and Respiratory Diseases. General recommendations on immunization-recommendations of the Advisory Committee on Immunization Practices（ACIP）. MMWR Recomm Rep. 2011；60：1-64.

8)　Centers for Disease Control and Prevention（CDC）. Syncope after vaccination—United States, January 2005-July 2007. MMWR Morb Mortal Wkly Rep. 2008；57：457-60.

第VII章
一般人口に対する
ワクチン接種の効果

第Ⅶ章

一般人口に対するワクチン接種の効果

一般人口に対する不活化ワクチンの効果

1. ウイルス

a) インフルエンザウイルス

　健常成人において，インフルエンザワクチンは確定診断されたインフルエンザをリスク比（risk ratio：RR）0.38・95％CI 0.33-0.44 で減少し，予防に対する number need to vaccination は 71・95％CI 64-80 である[1]。しかし，入院や合併症に対しては影響を認めなかったと報告されている[1]。また，高齢者においてはワクチンの予防効果が減少する可能性がある[2]。心血管疾患の発症を減少できる可能性があり，心血管疾患既往のある場合にはインフルエンザワクチン接種により，RR 0.45・95％CI 0.26-0.76 で心血管疾患死亡の減少効果が認められる[3]。ただし，既往のない場合を含めると死亡に対する減少効果は消失する結果となる[3]。心血管疾患自体の発症が減少するかどうかを検討したランダム化比較試験においては，インフルエンザワクチンの有効性は示されていないが[3]，2 万人以上を対象とした観察研究においては心筋梗塞の発症抑制効果が報告されている[4]。

b) B 型肝炎ウイルス

　Intention-to-treat 解析では追跡不足により有効性が示唆されなかったが，追跡可能例に限るとワクチン接種者では HBs 抗原陽性化を RR 0.12・95％CI 0.03-0.44 で減少，HBc 抗体陽性化を RR 0.36・95％CI, 0.17-0.76 で減少できると報告されている[5]。

c) ヒトパピローマウイルス

　50％以上のワクチン接種率がある場合，13〜19 歳女性のヒトパピローマウイルス（human papillomavirus：HPV）16，18 の感染症は RR 0.32・95％CI 0.19-0.52，陰部や肛門部の疣贅は RR 0.39・95％CI 0.22-0.71 で減少し，さらに後者においては，20〜39 歳の女性においても RR 0.68・95％CI 0.51-0.89，20 歳以下の男性においても RR 0.66・95％CI 0.47-0.91 で減少することが示されている[6]。

50％以下のワクチン接種率であっても，20歳以下の女性において HPV16，18 の感染症を RR 0.50・95％CI 0.34-0.74，陰部や肛門部の疣贅を RR 0.86・95％CI 0.79-0.94 で減少する効果があると報告されている[6]。

d) 日本脳炎

参考となる研究結果が見当たらない。

2. 細菌

a) 肺炎球菌

成人において肺炎球菌多糖型ワクチン（pneumococcal polysaccharide vaccine：PPV）は，侵襲性肺炎球菌感染症，全肺炎をそれぞれ，オッズ比（odds ratio：OR）0.26・95％CI 0.14-0.45，OR 0.72・95％CI 0.56-0.93 で減少し，また，確定されたすべての肺炎球菌肺炎に関しては OR 0.26・95％CI 0.15-0.46，ワクチンに含まれる血清型の肺炎球菌肺炎に限れば OR 0.13・95％CI 0.05-0.38 で減少できると報告されている[7]。しかし，全死亡や肺炎球菌感染症による死亡に対しては有効性が示されていない[7]。

肺炎球菌結合型ワクチン（pneumococcal conjugate vaccine：PCV）は，侵襲性肺炎球菌感染症，全肺炎，肺炎球菌性肺炎，全中耳炎，肺炎球菌性急性中耳炎をそれぞれ，OR 0.43・95％CI 0.36-0.51，OR 0.93・95％CI 0.89-0.97，OR 0.78・95％CI 0.62-0.97，OR 0.93・95％CI 0.86-1.00，OR 0.57・95％CI 0.39-0.83 で減少できるが，全死亡や急性中耳炎を予防する効果は認めないことが報告されている[8]。

さらに，肺炎球菌ワクチンには心血管疾患を減少させる効果も示されている。PPV23 は心血管イベント，心血管死亡をそれぞれ，RR 0.86・95％CI 0.76-0.97，RR 0.92・95％CI 0.86-0.98 で減少でき，高齢者や心血管リスクの高い患者では特にその効果が高い[9]。ただし，心筋梗塞や脳血管疾患に対しては高齢者に対してのみ有効性を認め，その効果は接種1年後には減弱する傾向であることが示されている[9]。

b) 破傷風

妊娠女性もしくは妊娠可能女性が破傷風トキソイドを少なくとも2回接種することで，新生児破傷風による死亡を，OR 0.06・95％CI 0.02-0.20 で減少できることが示されている[10]。

c) ジフテリア

現時点まで比較研究は行われていないが，観察研究ではワクチン接種後にジフテリアが減少傾

向であることが示されている[11]。実際に日本においても，ワクチン導入以降にジフテリアの発生が減少している[12]。

d) 百日咳

小児において1〜2価のワクチン接種で中等症から重症の百日咳を41〜78%，3価以上のワクチン接種で中等症から重症の百日咳を71〜85%減少できることが報告されている[13]。

e) インフルエンザ桿菌b型

5歳以下の小児においては，ワクチン接種により侵襲性インフルエンザ桿菌b型(*Haemophilus influenzae* type b：Hib)感染症をRR 0.20・95%CI 0.07-0.54で減少できるが，Hibに関連した死亡に対しては影響がないと報告されている[14]。

一般小児に対する生ワクチンの効果

表1，2にそれぞれ，一般小児が各生ワクチンを接種した際の免疫学的効果，臨床的効果をまとめた[15][16]。なお，水痘ワクチンやおたふくかぜワクチンなどは，きわめてまれではあるが，ワクチン株によるウイルス感染症が水平感染することが報告されている(表3，4)[17]-[27]。

［表1］ 一般小児における免疫学的効果

ワクチン	ワクチン接種後の抗体陽性率（%）		免疫の持続期間（年）	
	1回接種	2回接種	1回接種	2回接種
麻疹	96	100	≧ 11	≧ 15
風疹	95	99	≧ 16	≧ 15
おたふくかぜ	94	100	≧ 10	≧ 15
水痘（1〜12歳）	95〜98	99	≧ 10	不明
水痘（13〜17歳）	72〜94	94〜99	不明	≧ 5

（文献 15，16 より改変引用）

［表2］ 一般小児における臨床的効果

ワクチン	ワクチンによる疾患予防効果（%）	
	1回接種	2回接種
麻疹	93	97
風疹	97	不明
おたふくかぜ	78	88
水痘	70〜90	96〜98

（文献15，16より改変引用）

［表3］ 水痘ワクチン後の水痘または帯状疱疹の二次感染報告例

症例	一次感染例			二次感染例				文献
	年齢	診断	潜伏期（ワクチン接種〜発症）	年齢	診断	潜伏期（一次感染者との接触〜発症）	一次感染者との関係	
1	1歳	水痘	24日後	30歳	水痘	16日後	母	17，18，19
2	1歳	水痘	14日後	4ヵ月	水痘	19日後	弟	17，18
3	1歳	水痘	17日後	35歳	水痘	17日後	父	17，18
4	16歳	水痘	15日後	12歳	水痘	19日後	施設入所者	20
				39歳	水痘	21日後	介護職	20
5	3歳	帯状疱疹	5ヵ月後	不明	水痘	14日後	兄弟	21
6	3歳	帯状疱疹	2年後	2歳	水痘	19日後	弟	22

（文献17〜22より引用）

［表4］ おたふくかぜワクチン後の流行性耳下腺炎の二次感染報告例

症例	一次感染例			二次感染例				文献
	年齢	診断	潜伏期（ワクチン接種〜発症）	年齢	診断	潜伏期（一次感染者との接触〜発症）	一次感染者との関係	
1	2 歳	耳下腺炎	21 日後	9 歳	耳下腺炎	19 日後	姉	23
2	1 歳	耳下腺炎	26 日後	不明	耳下腺炎 髄膜炎	16 日後	母	24
3	1 歳	上気道炎	21 日後	不明	耳下腺炎	21 日後	母	24, 25
4	1 歳	上気道炎	21 日後	不明	耳下腺炎	25 日後	父	24
5	1 歳	耳下腺炎	16 日後	不明	耳下腺炎	1ヵ月後	母	24
6	1 歳	耳下腺炎	16 日後	不明	耳下腺炎	1ヵ月後	父	24
7	不明	不明	不明	29 歳	耳下腺炎 髄膜炎	不明	母	25
8	不明	不明	不明	30 歳	耳下腺炎	不明	父	25
9	不明	不明	不明	13 歳	耳下腺炎	不明	クラスメート	26
10	不明	不明	不明	1 歳	耳下腺炎	不明	兄弟	26
11	不明	不明	不明	3 歳	耳下腺炎	不明	クラスメート	26
12	不明	不明	不明	3 歳	耳下腺炎	不明	クラスメート	26
13	不明	不明	不明	3 歳	耳下腺炎	不明	クラスメート	26
14	不明	不明	不明	5 歳	耳下腺炎	不明	クラスメート	26
15	不明	不明	不明	26 歳	耳下腺炎	31 日後＊	母	27
16	不明	不明	不明	28 歳	耳下腺炎	21 日後＊	母	27
17	不明	不明	不明	31 歳	耳下腺炎	34 日後＊	母	27
18	不明	不明	不明	30 歳	耳下腺炎 髄膜炎 膵炎	29 日後＊	母	27
19	不明	不明	不明	32 歳	耳下腺炎	32 日後＊	父	27
20	不明	不明	不明	39 歳	耳下腺炎	30 日後＊	母	27
21	不明	不明	不明	4 歳	耳下腺炎	17 日後	兄弟	27

＊：一次感染者がワクチン接種してからの日数。　　　　　　　　　　　　　　（文献 23 〜 27 より引用）

文 献

1) Demicheli V, Jefferson T, Al-Ansary LA, et al. Vaccines for preventing influenza in healthy adults. Cochrane Database Syst Rev. 2014；3：CD001269.

2) Jefferson T, Di Pietrantonj C, Al-Ansary LA, et al. Vaccines for preventing influenza in the elderly. Cochrane Database Syst Rev. 2010；2：CD004876.

3) Clar C, Oseni Z, Flowers N, et al. Influenza vaccines for preventing cardiovascular disease. Cochrane Database

Syst Rev. 2015；5：CD005050.

4）Smeeth L, Thomas SL, Hall AJ, et al. Risk of myocardial infarction and stroke after acute infection or vaccination. N Engl J Med. 2004；351：2611-8.

5）Mathew JL, El Dib R, Mathew PJ, et al. Hepatitis B immunisation in persons not previously exposed to hepatitis B or with unknown exposure status. Cochrane Database Syst Rev. 2008；3：CD006481.

6）Drolet M, Bénard É, Boily MC, et al. Population-level impact and herd effects following human papillomavirus vaccination programmes：a systematic review and meta-analysis. Lancet Infect Dis. 2015；15：565-80.

7）Moberley S, Holden J, Tatham DP, et al. Vaccines for preventing pneumococcal infection in adults. Cochrane Database Syst Rev. 2013；1：CD000422.

8）Ewald H, Briel M, Vuichard D, et al. The Clinical Effectiveness of Pneumococcal Conjugate Vaccines：A Systematic Review and Meta-analysis of Randomized Controlled Trials. Dtsch Arztebl Int. 2016；113：139-46.

9）Vlachopoulos CV, Terentes-Printzios DG, Aznaouridis KA, et al. Association between pneumococcal vaccination and cardiovascular outcomes：a systematic review and meta-analysis of cohort studies. Eur J Prev Cardiol. 2015；22：1185-99.

10）Blencowe H, Lawn J, Vandelaer J, et al. Tetanus toxoid immunization to reduce mortality from neonatal tetanus. Int J Epidemiol. 2010；39 Suppl 1：i102-9.

11）World Health Organization. Diphtheria vaccine. Review of evidence on vaccine effectiveness and immunogenicity to assess the duration of protection ≥10 years after the last booster dose. http://www.who.int/immunization/sage/meetings/2017/april/2_Review_Diphtheria_results_April2017_final_clean.pdf

12）高橋元秀，小宮貴子，岩城正昭；国立感染症研究所細菌第二部．ジフテリアとは．2002．https://www.niid.go.jp/niid/ja/kansennohanashi/411-diphteria-intro.html

13）Zhang L, Prietsch SO, Axelsson I, et al. Acellular vaccines for preventing whooping cough in children. Cochrane Database Syst Rev. 2014；9：CD001478.

14）Swingler G, Fransman D, Hussey G. Conjugate vaccines for preventing Haemophilus influenzae type B infections. Cochrane Database Syst Rev. 2007；2：CD001729.

15）Marin M, Güris D, Chaves SS, et al；Advisory Committee on Immunization Practices, Centers for Disease Control and Prevention（CDC）. Prevention of varicella：recommendations of the Advisory Committee on Immunization Practices（ACIP）. MMWR Recomm Rep. 2007；56：1-40.

16）McLean HQ, Fiebelkorn AP, Temte JL, et al；Centers for Disease Control and Prevention（CDC）. Prevention of measles, rubella, congenital rubella syndrome, and mumps, 2013：summary recommendations of the Advisory Committee on Immunization Practices（ACIP）. MMWR Recomm Rep. 2013；62：1-34.

17）Sharrar RG, LaRussa P, Galea SA, et al. The postmarketing safety profile of varicella vaccine. Vaccine. 2000；19：916-23.

18）Galea SA, Sweet A, Beninger P, et al. The safety profile of varicella vaccine：a 10-year review. J Infect Dis. 2008；197 Suppl 2：S165-9.

19）Salzman MB, Sharrar RG, Steinberg S, et al. Transmission of varicella-vaccine virus from a healthy 12-month-old child to his pregnant mother. J Pediatr. 1997；131：151-4.

20）Grossberg R, Harpaz R, Rubtcova E, et al. Secondary transmission of varicella vaccine virus in a chronic care facility for children. J Pediatr. 2006；148：842-4.

21）Brunell PA, Argaw T. Chickenpox attributable to a vaccine virus contracted from a vaccinee with zoster. Pediatrics. 2000；106：E28.

22）Otsuka T, Gomi Y, Inoue N, et al. Transmission of varicella vaccine virus, Japan. Emerg Infect Dis. 2009；15：1702-3.

23）Sawada H, Yano S, Oka Y, et al. Transmission of Urabe mumps vaccine between siblings. Lancet. 1993；342：371.

24) Kaic B, Gjenero-Margan I, Aleraj B, et al. Transmission of the L-Zagreb mumps vaccine virus, Croatia, 2005-2008. Euro Surveill. 2008 ; 13 : pii : 18843.

25) Tesović G, Poljak M, Lunar MM, et al. Horizontal transmission of the Leningrad-Zagreb mumps vaccine strain : a report of three cases. Vaccine. 2008 ; 26 : 1922-5.

26) Atrasheuskaya AV, Neverov AA, Rubin S, et al. Horizontal transmission of the Leningrad-3 live attenuated mumps vaccine virus. Vaccine. 2006 ; 24 : 1530-6.

27) Atrasheuskaya A, Kulak M, Fisenko EG, et al. Horizontal transmission of the Leningrad-Zagreb mumps vaccine strain : a report of six symptomatic cases of parotitis and one case of meningitis. Vaccine. 2012 ; 30 : 5324-6.

索引

あ〜ち

和 文

あ
アナフィラキシー 75
　—ショック 75
　—反応 74

い
医薬品医療機器総合機構 76
　—法 43, 76, 77
医薬品医療機器等法 60
医薬品副作用被害救済制度 40, 43, 76, 77
医療関係者 68, 69
インフルエンザ 68, 76, 80
　—ウイルス 3, 25, 80
　—桿菌 b 型 14, 29, 42, 82

う
ウイルス株 69

え
エクリズマブ 60

お
黄熱 57
おたふくかぜ 69

か
外陰癌 9, 26
核酸アナログ製剤 62, 63
カゼイン 74
肝移植後の B 型肝炎ウイルス 62
肝移植後の B 型肝炎再活性化 62

き
急性抗体関連型拒絶反応 60
狂犬病 57
拒絶反応 24, 30
筋肉内投与 42

け
鶏卵 74
血管迷走神経反射 75
結合型ワクチン 60

こ
抗 HBs 人免疫グロブリン 8, 42, 63
抗菌薬 75
酵母 75
肛門癌 9, 26
国内承認ワクチン 77
国内未承認ワクチン 77

さ
サイトメガロウイルス 76
　—感染症 76
細胞免疫能遅延型皮膚過敏反応テスト 33

し
子宮頸癌 9, 26
ジフテリア 14, 28, 42, 81, 82
侵襲性インフルエンザ桿菌 b 型感染症 82
侵襲性髄膜炎菌感染症 59
侵襲性肺炎球菌感染症 27, 81

す
水痘 20, 21, 53, 68, 69, 76
　—・帯状疱疹高力価免疫グロブリン 53
水平感染 69, 70, 82
髄膜炎菌 59, 60
　—性髄膜炎 59
　—ワクチン 60

せ
積極的推奨の差し控え 9, 26, 40
先行的腎移植 48

そ
即時型反応 75

た
帯状疱疹 21, 76
　—後神経痛 21
多糖型ワクチン 60

ち
腸チフス 57

て
定期接種 21, 40, 76, 77

87

て～C

適応外使用	77
適応外接種	40, 43

と

同居家族	68, 69
同時接種	47
トキソイド	74
トラベルクリニック	57
トラベルワクチン	56, 57, 60

な

生ワクチン	19, 32, 33, 34, 47, 52, 53, 70, 74, 82

に

日本脳炎	13, 28, 42, 81
任意接種	76

は

肺炎球菌	9, 27, 81
―結合型ワクチン	81
―多糖型ワクチン	81
―ワクチン	43
麻疹	19, 53, 57, 69, 76
播種性水痘	33
―帯状疱疹ウイルス感染症	20
破傷風	13, 28, 42, 57, 81

ひ

脾臓摘出	27
ヒトパピローマウイルス	9, 26, 80
―ワクチン	40
避妊	52
百日咳	14, 29, 42, 82

ふ

風疹	20, 53, 69, 76
不活化ワクチン	2, 24, 30, 52, 57, 68, 70, 74
―接種	2
ブースター接種	43

ほ

防腐剤	75
ポリオウイルス	70

め

免疫グロブリン製剤	47

や

野生株	34, 69

ゆ

輸入ワクチン	57, 60

よ

予防接種健康被害救済制度	76, 77
予防接種後副反応疑い報告書	76
予防接種法	76, 77

ら

ラミブジン	63

り

リツキシマブ	24, 28, 29
流行性耳下腺炎	20, 46, 53, 68, 76

ろ

ロタウイルス	69

わ

ワクチン株	33, 34, 53, 69, 82

欧　文

A

ACIP	33, 60
aHUS	60
American Academy of Pediatrics	33
A 型肝炎	56
―ウイルス	57

B

B 型肝炎ウイルス	8, 26, 57, 80
―ワクチン	42

C

CF 法	46

E

EIA 法	45, 46

E～V

H

HAV 57
HBIG 9, 42, 63, 64
HBV 57
　―ワクチン接種 43
Hib 14, 29, 82
HI 法 46
HPV 関連発癌 9

I

IAHA 法 46
IgE 75
IMD 59, 60
IDSA 33
IPD 27

M

MenACWY 60

N

MPSV4 60

NT 法 46

P

PA 法 46
PCV13 .... 27, 40, 43
PPV23 .... 27, 40, 43
prime boost strategy 27, 43

T

TMA 60

V

VZIG 53
VZV 20, 21

成人臓器移植予防接種ガイドライン 2018 年版

定価　本体 4,000 円（税別）

2018 年 10 月 10 日　第 1 版第 1 刷発行 ©

編　集　日本移植学会 成人臓器移植予防接種ガイドライン策定委員会
発行者　松岡 光明
発行所　株式会社　メディカルレビュー社

〒 113-0034　東京都文京区湯島 3-19-11　湯島ファーストビル
　　　　　　　TEL：03-3835-3041（代）
　　編集部　TEL：03-3835-3062　FAX：03-3835-3076
　　　　　　　E-mail：ige@m-review.co.jp
　　販売部　TEL：03-3835-3049　FAX：03-3835-3050
　　　　　　　E-mail：sale@m-review.co.jp

〒 541-0046　大阪府大阪市中央区平野町 3-2-8　淀屋橋 MI ビル
　　　　　　　TEL：06-6223-1468（代）

URL：http://www.m-review.co.jp/

● 本書に掲載された著作物の複写・複製・転載・翻訳・データベースへの取り込み、および送信（送信可能化権を含む）・上映・譲渡に関する許諾権は（株）メディカルレビュー社が保有しています。
● JCOPY 〈(社)出版社著作権管理機構 委託出版物〉
　本書の無断複製は著作権法上での例外を除き禁じられています。複製される場合は，そのつど事前に，出版者著作権管理機構（TEL：03-3513-6969，FAX：03-3513-6979，e-mail：info@jcopy.or.jp）の許諾を得てください。

印刷・製本／日本ハイコム株式会社
乱丁・落丁の際はお取り替えいたします。

ISBN978-4-7792-2151-4　C-3047　￥4000E